Más energía y salud con
GERMINADOS

LA NATURALEZA CURA

Más energía y salud con
GERMINADOS

Luisa Martín Rueda

OCEANO AMBAR

****
Más energía y salud con germinados
© Luisa Martín Rueda, 2000

***
Prólogo: Santi Vilalta
Diseño de cubierta: Sílvia Molas
Ilustraciones interiores: Laura de Castellet

***
© Océano Grupo Editorial, S. A., 2000
División Ediciones de Librerías
Milanesat, 21-23 - EDIFICIO OCÉANO
08017 Barcelona (España)
Tel.: 93 280 20 20* - Fax: 93 203 17 91
www.oceano.com

***
*Derechos exclusivos de edición en español
para todos los países del mundo.*

Queda rigurosamente prohibida, sin la autorización escrita de los titulares del copyright, bajo las sanciones establecidas en las leyes, la reproducción parcial o total de esta obra por cualquier medio o procedimiento, comprendidos la reprografía y el tratamiento informático, así como la distribución de ejemplares mediante alquiler o préstamo público.

***
ISBN: 84-494-1668-X
Depósito Legal: B-15772-XLIII
Impreso en España - *Printed in Spain*
00172030
****

Regad vuestro trigo para que el ángel del agua pueda penetrar en él. Entonces, dejadlo a merced del aire, para que el ángel del aire lo pueda acariciar. Y dejadlo de la mañana a la noche bajo el sol, para que el ángel de la luz solar pueda descender sobre él.

EVANGELIO ESENIO DE LA PAZ

Índice

Prólogo 9

Presentación 11

Una historia que viene de lejos 13

Qué significa *germinar* 17
   El sentido de la vida de una semilla 18
   Vida y progreso de una semilla 19
   La germinación desde la química 21
   Por qué comer semillas germinadas 21

Propiedades de las semillas germinadas . . . 25
   La clave de la vida: las enzimas 25
   El valioso poder de la clorofila 28
   Abundantes «relaciones públicas» 30

Los germinados y la salud 41
   Aumentar las defensas naturales 42
   Desintoxicar y reducir el exceso de peso 42
   Vigor y mejora de la vida sexual 43
   Retrasar el envejecimiento 44
   Belleza y germinados 46

Germinar es muy fácil … 47
Los diferentes sistemas caseros … 47
Un pequeño huerto en casa … 57
Un tesoro natural: las tiernas hojas del trigo … 61
Propiedades de las semillas
  por grupos botánicos … 63
Aplicaciones culinarias para cada grupo
  de semillas … 81
Combinar semillas … 84
Cuidado básico … 85
Recolectar y guardar los germinados … 88
Elegir las semillas … 89
Eventuales problemas … 89
Si compra semillas germinadas … 92

Los germinados en la mesa … 93
Cereales … 93
Ensaladas … 94
Salsas para ensaladas … 98
Sopas … 100
Bebidas … 103
Entremeses y segundos platos … 108
Postres … 114

Apéndice … 117
Glosario … 117
Tiendas naturistas … 121
Organizaciones naturistas … 124
Bibliografía … 126

Prólogo

*Que tu alimento sea tu medicina,
que tu medicina sea tu alimento.*

Hipócrates

Ningún otro alimento concuerda tan fielmente con el célebre aforismo hipocrático, como los germinados.

Después de muchos años de ser unos auténticos desconocidos para el gran público, hoy en día los germinados se han convertido ya en habituales en la mesa de aquellos que gustan de cuidar su alimentación. Ningún otro alimento proporciona al ser humano tanta salud, vitalidad y ganas de vivir. Los germinados son el único alimento que cuando lo llevamos a la boca todavía está vivo. Es por ello que se dice que comer germinados es comer vida.

La gran cantidad de nutrientes vivos que contienen los germinados los convierten en el alimento más adecuado para corregir las carencias provocadas por la alimentación moderna, deteriorada por los procedimientos industriales. Los germinados son un alimento completo, sano y ecológico.

A pesar de todos los avances experimentados en los últimos años, los germinados son todavía hoy todo un mundo a medio descubrir. Es por ello que el presente libro viene a aportar su grano de arena para una mejor difusión y comprensión de las virtudes y las ventajas de los germinados.

Estoy seguro de que, entre todos, iremos descubriendo cada día nuevos beneficios, nuevas aplicaciones, nuevas texturas, nuevos sabores... de los germinados.

Y no olvide el lector, cada vez que coma germinados añadirles tres cosas: un poco de amor, una suave música de fondo y, de vez en cuando, una palabra amable. El milagro de la vida se sintetizará en vuestro interior.

Salud.

Santi Vilalta

Presentación

Los brotes de semillas germinadas son de los mejores y más revolucionarios alimentos en los lugares de clima frío. Redescubiertos hace unos veinte años para el gran público, los germinados ofrecen grandes posibilidades para enriquecer ensaladas y otros platos, sobre todo durante los meses de invierno, es decir, cuando escasean las verduras y las hortalizas o cuando nos llegan cultivadas entre química y plástico.

Los germinados no son sólo el alimento «vivo» más antiguo, sino un manantial de clorofila, enzimas, vitaminas y aminoácidos (proteínas), muy indicado en cualquier tipo de alimentación. Su obtención es sencillísima y económica; y sus sabores, adecuadamente dosificados y combinados, todo un mundo por conocer y disfrutar.

Las semillas tienen la potencialidad de producir una nueva planta, una nueva vida y transferir esta energía vital al cuerpo humano.

Las verduras y las frutas frescas (que no se someten a cocción) se consideran –junto con los germinados– alimentos vivos y fértiles que aportan al organismo la mayor proporción de vitaminas, minerales, proteínas orgánicas y enzimas vivas. Cuando se hace referencia a *alimentos vivos* se está aludiendo a los alimentos fermentados, cultivados y germinados.

Las semillas, al germinar, liberan los nutrientes que almacenan en su seno a modo de estallido, adquiriendo así un altísimo valor alimenticio, esto es lo que transforma a las semillas en germinadas. Este hecho las convierte en una fuente muy valiosa para regenerar todos los tejidos del organismo.

Una dieta a base de alimentos crudos, tales como germinados, hortalizas, verduras frescas y frutas crudas, algas y productos fermentados de modo natural, es la base de un estilo de vida verdaderamente saludable. Para conseguir una forma de vida sana necesitamos incrementar el consumo diario de fruta fresca, vegetales crudos e incorporar los germinados a nuestra alimentación, si no lo hemos hecho ya.

Las semillas germinadas son ideales para personas que hacen dieta, para niños en edad de crecimiento, para los mayores, los vegetarianos, los atletas, para quienes tienen una actividad física o mental considerable durante el día y no siempre comen bien, en fin, para todo aquél que quiera disfrutar de una vida más saludable. En muchos sentidos, los germinados son el alimento para mejorar el presente y enriquecer el futuro.

¿Está usted preparado para ahorrar dinero, reforzar su salud y vigor, y disfrutar de la gran diversidad y sabor de los germinados? Este libro le ayudará a conseguirlo.

Una historia que viene de lejos

La primera referencia sobre los alimentos germinados se remonta al año 3000 a.C., en China.

Del uso de semillas germinadas nos han llegado datos a través de manuscritos muy antiguos donde se relata que hacia el año 3000 a.C., los habitantes de China tenían en su dieta judías germinadas. Éstas eran utilizadas igualmente con fines terapéuticos para aliviar determinados malestares como hinchazón, pérdida de percepción nerviosa, atrofia muscular, problemas digestivos y debilidad pulmonar.

El emperador chino Sheng Nung Peng Tsao ideó métodos de fertilización de la tierra y escribió un libro sobre plantas medicinales y alimenticias, entre las que incluía, junto a los germinados, las setas y las naranjas. La soja –decía– alivia los espasmos, favorece la actividad pulmonar, limpia la piel y es útil contra la debilidad. Ya por aquel entonces, y en otro grupo, incluyó plantas extremadamente tóxicas, que sólo administraba en dosis homeopáticas. Quinientos años después, Tao Hung King hizo otra versión de aquel libro y le añadió 365 nuevos registros.

Más recientemente, dentro de la total reestructuración de la medicina china llevada a cabo por Li Shin Chen, quien a fines del siglo XVI escribió un exhaustivo compendio de fitoterapia china (*Pen Ts'ao Kang Mu*) que le tomó 26 años, durante los cuales recogió todas las propiedades medicinales de las semillas en estado germinado. Allí se vuelven a resaltar la facultad antiinflamatoria y los efectos laxantes del germinado de soja. Todo hace pensar que en aquel entonces los germinados de soja se utilizaban más bien como medicina, antes de que la refinada cocina china se sirviera de ella en todas sus variantes.

En Occidente, en el siglo XVIII, fue la figura legendaria del capitán Cook quien consiguió salvar durante tres años a toda su tripulación del escorbuto, enfermedad producida por la carencia de vitamina C, ante la falta de fruta y verdura fresca. Para resolverlo dio a beber cada día un té de malta elaborado a base de judías germinadas. Eso hizo posible que no muriese ni un solo hombre. Resultó un remedio accesible, sencillo y económico para evitar tan temida y habitual enfermedad en aquellos tiempos. Entonces se hacían germinar las semillas a bordo de los barcos, sobre telas de lino, manteniéndolas húmedas con agua de lluvia.

En 1767, el médico inglés David Mac Bride buscaba un remedio contra el escorbuto y descubrió que la fruta y la verdura fresca curaban la enfermedad, a menudo mortal por aquel entonces. Sospechó que el trigo en fase de germinación podría tener efectos similares y dejó que creciera hasta desarrollar la primera hoja. Sus experimentos le llevaron a elaborar un extracto basado en germinados, que secaba y molía hasta reducirlo a polvo. Esta medicina se administró con mucho éxito antes de que se descubriera la vitamina C, en 1920.

A pesar de todo, durante la Primera Guerra Mundial el valor medicinal de las semillas germinadas apenas era conocido. Lon soldados hindúes recibían una especie de cerveza de trigo, judías o lentejas germinadas, con lo que previnieron el escorbuto; en cambio, miles de soldados británicos perecieron a causa de esta enfermedad. Un médico del ejército británico pudo demostrar que el escorbuto se curaba mejor con germinados de judías que con zumo de limón. Comprobó que los germinados constituían el remedio más barato y efectivo contra el escorbuto.

En Estados Unidos, la *Emergency Food Comission* (una organización para el abastecimiento de urgencia en caso de escasez de alimentos) preparó a la población ante la esperada falta de proteínas. Se repartió información sobre los germinados y recetas de soja germinada, considerada como un sabroso sustituto de la carne. Pero la restricción prevista no se produjo y al final ese valioso alimento se olvidó por completo.

Hasta hace bien poco, ha sido la albúmina de Oriente, mientras en Occidente quedaba relegado al ámbito de la cocina exótica y de los comederos de animales.

La creciente preocupación por la ecología ante la degradación y contaminación de los cultivos y la toma de conciencia sobre los estrechos lazos entre alimentación y salud, ha hecho que los germinados ganen cada vez más terreno en la dieta diaria.

Qué significa
germinar

La misma corriente energética que fluye a través de una semilla germinada es la que fluye a través de todos los seres vivos.

La semilla está compuesta de una estructura de base (germen o embrión) y de una reserva nutritiva que lo alimentará, todo ello recubierto de una envoltura protectora. Bajo esta envoltura se esconden la forma básica y las características de la futura planta, así como las reservas de energía necesarias para el desarrollo del embrión. Antes de la germinación, las semillas son ya una fuente excepcional de sustancias energéticas de reserva: glúcidos, prótidos, lípidos, sales minerales, vitaminas y fermentos.

La semilla empieza a desarrollarse en cuanto entra en contacto con el agua, el oxígeno y el calor necesarios. El agua penetra en la semilla a través del poro del germen –una abertura apenas perceptible cercana al hilo–. Durante esta fase de absorción, la semilla duplica su volumen y revienta la cáscara protectora. Sus enzimas se activan y comienza una transformación fantástica. El proceso de crecimiento dentro de la semilla se divide básicamente en tres fases: las sustancias se transforman, parte de las reservas energéticas se dirigen hacia el embrión y se elaboran sustancias nuevas.

La acción de las enzimas desencadena nuevas metamorfosis:

- Las sustancias de reserva son predigeridas y se transforman en aminoácidos, algunos de los cuales son imprescindibles para el ser humano.
- Las sales minerales se multiplican.
- Se sintetizan abundantes vitaminas y fermentos.
- Las grasas se convierten en ácidos grasos y el almidón en maltosa y dextrina, azúcares más simples que exigen menos esfuerzo al aparato digestivo. La energía se libera más rápido y se produce un efecto estimulante.
- Se forma la clorofila.
- Los ácidos y las toxinas –que de forma natural acompañan a la semilla para su defensa– se descomponen.
- El volumen y el contenido de agua pasa de ser un 5% ó un 12% en la semilla a un 70% en el germinado.

El sentido de la vida de una semilla

Todo el sentido de la vida de una semilla es producir una nueva planta y, a su vez, la vida y la energía de una planta tiene como finalidad crear semillas. En una semilla está contenido el nacimiento de los futuros árboles, plantas y vegetales. Todo está dentro de la semilla: corteza, savia, flores y frutos, para llegar a madurar hasta su plenitud.

El gran valor nutritivo de la semilla obedece a que ella, en su interior, posee las fuerzas vitales necesarias para construir toda una generación de plantas. Por esta razón, la semilla es la parte de la planta más protegida y cuidada por la madre naturaleza. La fruta no existe solamente para que la comamos, su pulpa está concebida para nutrir, es la envoltura protectora que la naturaleza ha provisto para la parte más esencial: la semilla, la pepita, los huesos, que generalmente nos pasan tan desapercibidos.

La semilla es el origen que, al desarrollarse, constituye la totalidad, la continuación y la preservación de la vida en su máxima expresión. Cada semilla encierra todas las características del organismo que la engendra; en ella está codificada la siguiente generación.

Vida y progreso de una semilla

Desde un punto de vista botánico se llama *germinación* al desarrollo de una semilla desde el momento en que éste se inicia hasta que la pequeña planta desarrolla hojas verdes y puede realizar la fotosíntesis (proceso por el cual las hojas adquieren el color verde que otorga la clorofila).

Durante la germinación, la nueva planta se alimenta de las reservas nutritivas del grano (el albumen). Cuando los factores externos o ambientales de agua, oxígeno y temperatura son los adecuados, penetran la semilla y la reblandecen, provocando la secreción de unas enzimas –las *diastasas*–, fermentos que empiezan a mutar las sustancias de reserva para permitir el crecimiento del tallo y de las hojas.

El agua cumple una función muy importante, ya que las semillas sólo contienen de un 5% a un 10% de su peso total en agua. Así pues, la germinación no es posible hasta que la semilla absorba el agua necesaria para sus actividades metabólicas. De aquí la importancia de de la previa inmersión en agua durante un cierto número de horas para que se produzca la germinación. Cuando las semillas están en remojo, el agua activa las enzimas que ya están presentes en la semilla y se empiezan a sintetizar nuevas enzimas para la digestión y la utilización del almidón en reserva. Para mantener y alimentar el crecimiento de la germinación se necesita un aporte continuo de agua, pero con cierta precaución ya que un exceso de ésta impide que la semilla pueda respirar (y, por tanto, utilizar el oxígeno exterior) por lo que se detiene la germinación y empieza el proceso de putrefacción.

Cuando la cantidad de agua, la ventilación y la temperatura son las adecuadas, se inicia el milagro de la vida en el interior de una semilla.

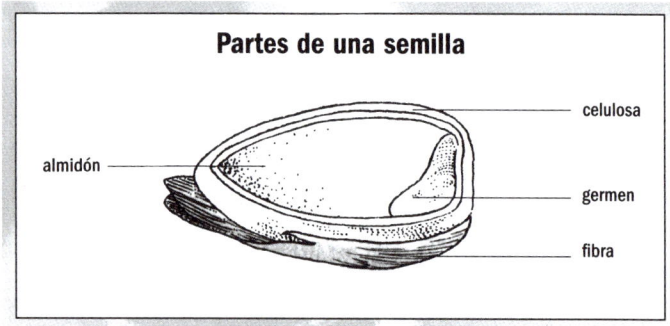

Partes de una semilla

almidón

celulosa

germen

fibra

La germinación desde la química

Desde un punto de vista químico, la germinación se produce gracias a las enzimas, sustancias químicas indispensables para la vida. Las enzimas convierten los nutrientes concentrados en aquellos que necesita una planta para su crecimiento. Los carbohidratos que contiene la semilla se transforman en azúcares simples por la acción de las enzimas. Las proteínas complejas se convierten en aminoácidos simples, mientras que las grasas se tornan ácidos grasos, siendo así componentes de fácil digestión. Todo el complejo vitamínico se reproduce en grandes cantidades durante la germinación; esto hace de las semillas una fuente excelente de vitaminas, minerales y oligoelementos, de muy fácil asimilación por el cuerpo humano.

La germinación es un proceso extraordinario que libera las energías latentes del grano para hacer de él una planta capaz de crear más granos: toda planta muy joven es la germinación de una semilla. Durante los primeros días de explosión hacia el exterior una fuerza poderosa anima al grano a enraizarse en la tierra por un lado y, por otro, a brotar y elevarse hacia el espacio exterior en busca de luz y de anhídrido carbónico.

Por qué comer semillas germinadas

Consumir semillas germinadas es «comer vida de primera mano», lo que significa incorporar juventud, vigor y energía regeneradora a todas las células del cuerpo.

Comiendo alimentos vivos estamos más conectados a la vida en general. La germinación es la expresión más activa y fértil del gran potencial de creación de todo lo vivo. *Germinado* significa activo, productivo, útil, nutritivo. Cuando comemos semillas germinadas incorporamos todas estas energías a nuestro cuerpo y a nuestra vida.

Las semillas son alimentos que el ser humano no puede comer tal como los ofrece la madre naturaleza, pues crudas resultan indigestas.

En comparación con otros alimentos, los germinados son la máxima manifestación de lo vivo gracias a su fuerza de crecimiento; precisamente contienen hormonas de crecimiento, además de proteínas de gran valor biológico. Sus efectos desintoxicantes y reconstituyentes ayudan a que nuestro cuerpo se mantenga sano.

Como ya se ha señalado, son alimentos ricos en enzimas, vitaminas, minerales y oligoelementos, presentados además en una combinación fácilmente asimilable. El enriquecimiento de las vitaminas y su multiplicación durante la germinación son ya casi legendarios. Los germinados fortalecen el sistema inmunitario y constituyen un excelente suplemento vitamínico para contrarrestar los efectos negativos de la vida actual: estrés, ruido, exceso de trabajo y los alimentos desnaturalizados.

Las semillas germinadas son un alimento *predigerido*, lo que supone una economía energética para el cuerpo, al exigir menos esfuerzo al aparato digestivo. Al ser alimentos frescos no se pierde la energía de sus sustancias activas, y debido al alto contenido en enzimas llegan a aprovecharse todas ellas, a diferencia de los alimentos desnaturalizados (energía «vacía») o de las carnes (energía excesivamente costosa, entre otros inconvenientes). Los procesos industriales destruyen la vitalidad del alimento, que requerirá más energía para ser digerido y además «robará» sustancias orgánicas del propio cuerpo para poder asimilarlo.

Se trata pues del alimento más nutritivo y vital al mínimo precio. Es más barato que cualquier otro si calculamos la cantidad de energía y dinero gastado antes de que podamos comer un determinado alimento: productos químicos, maquinaria, transporte, empaquetado y publicidad, frigoríficos, personal, intermediarios... con todo, el precio más caro que pagamos es el progresivo empobrecimiento del suelo y el deterioro de nuestro planeta.

La germinación, por tanto, nos permite participar en el cuidado del planeta y sus recursos. Para quienes vivimos en la ciudad, nos sensibiliza ante los procesos vitales que se desarrollan en la naturaleza.

Los germinados nos dan, más que ninguna otra verdura, la seguridad de alimentarnos con un producto no adulterado. Se pueden sembrar y recoger, vigilar su crecimiento y calcular el día en que habrán alcanzado el máximo sabor y energía.

Gracias a su riqueza nutritiva, vitamínica y mineral, constituyen un alimento muy recomendable para los niños y las mujeres embarazadas. Adicionalmente, al tratarse de un alimento predigerido por los procesos enzimáticos, resulta indicado para las personas no toleren las legumbres cocidas.

Los germinados contienen sustancias amargas y aceites volátiles que favorecen el metabolismo en general, estimulan las secreciones del páncreas, los procesos de eliminación y también regeneran la flora intestinal. Tienen propiedades depurativas y mineralizantes y forman parte de las dietas para el tratamiento de tumores malignos. Por su bajo contenido calórico están indicados para personas con exceso de peso y, por su condición de alimento integral, sacian durante más tiempo. Son de gran valor nutritivo y una fuente de energía real y eficaz para regenerar el organismo.

Propiedades de las semillas germinadas

La clave de la vida: las enzimas

La germinación es una predigestión de las semillas orquestada por la naturaleza, por la vida y para la vida.

Las enzimas se activan a gran velocidad en el proceso de germinación. Sólo unos minutos después de colocar las semillas en agua, las enzimas hacen de los brotes un alimento fácil de digerir para los humanos. En los germinados, como en el resto de alimentos sin cocinar, todos los nutrientes actúan en armonía y equilibrio naturales, óptimos para el cuerpo humano. Al cocinarlos ese equilibrio se destruye, haciendo que la distribución molecular de los nutrientes se disperse.

Las enzimas –como la mayoría de las vitaminas de los alimentos– se destruyen si son sometidas a más de 40° C. Los minerales de la comida cocinada ya no están vinculados a los aminoácidos, de modo que el organismo tiene mayores dificultades para su digestión. También las proteínas se ven afectadas al ser cocinadas, pues los porcentajes de aminoácidos se desestabilizan. Los alimentos proteicos cocinados (especialmente los huevos y la carne, que son de tipo animal) tienden al deterioro y a la putrefacción, produciendo toxinas que deben ser depuradas por el riñón. En cambio, las proteínas de los germinados y de otros alimentos sin cocinar, producen menos sustancias tóxicas durante la digestión.

Las enzimas y el agua son los dos elementos que distinguen los germinados de las semillas antes de germinar. La actividad de las enzimas modifica la fibra en azúcares y las grasas, en ácidos grasos dentro del germinado. Las enzimas endógenas (las que se encuentran en el interior de nuestro organismo) actúan en el interior del sistema digestivo descomponiendo los alimentos, de modo que sus nutrientes puedan ser digeridos con facilidad por el cuerpo humano. Cuando los germinados se comen sin cocinar, las enzimas que éstos contienen (enzimas exógenas) facilitan la digestión de la fibra, las proteínas y las grasas. Las enzimas alimentarias de los germinados actúan tanto para facilitar su propia digestión, como para facilitar que el cuerpo digiera otros alimentos.

El ser humano y los animales domésticos son las únicas criaturas que toman el alimento sin sus enzimas naturales, puesto que se nutren de platos cocinados. Se piensa que éste es uno de los motivos de que muchas personas sufran de cáncer y de otras enfermedades degenerativas que los animales salvajes desconocen.

De hecho, las enzimas son la clave de un estilo de vida basado en una alimentación cruda y natural, en la cual los germinados y otros alimentos vivos conservan y aportan la energía vital necesaria para el cuerpo humano. La abundancia de enzimas en los alimentos vivos y fértiles los distingue de otros nutrientes. Los germinados frescos y sin cocinar están vivos y en el máximo grado de su valor nutricional hasta el mismo momento de ser ingeridos. Una vez consumidos, ayudan a su propia digestión, de modo que dan un merecido descanso al organismo y permiten que éste se regenere.

Cuando las enzimas exógenas no se hallan en los alimentos (como la comida cocinada y procesada) el cuerpo debe suplir las enzimas que faltan. En otras palabras, se le fuerza a producir más enzimas de lo que sería necesario para poder hidrolizar la proteína (*proteasas*), la fibra (*amilasas*) y las grasas (*lipasas*).

Una buena conservación del organismo depende de la cantidad y la fuerza de las enzimas que se encuentran en el cuerpo. Cuantas más enzimas propias o endógenas necesite el sistema digestivo para digerir los alimentos, menores serán las reservas de enzimas metabólicas. Esto es muy significativo pues que las enzimas metabólicas juegan un papel crucial en muchos procesos internos. En una edad avanzada, las reservas y la fuerza de las enzimas metabólicas se encuentran en bajos mínimos. Cuantas más enzimas endógenas empleemos o, lo que es lo mismo, cuantos más alimentos cocinados sin enzimas consumamos, nos haremos mayores más rápidamente. El proceso de envejecimiento se acelera cuando obligamos al cuerpo a utilizar sus escasas y agotadas reservas de enzimas.

Por ser ricos en enzimas, los germinados, las verduras frescas y los zumos naturales ayudan a retardar el reloj biológico. Las carnes, especialmente las que tienen grandes cantidades de grasa, así como los alimentos con mucho azúcar, tienen pocas enzimas y retrasan el ritmo del metabolismo al tiempo que debilitan el sistema inmunitario.

Como hemos visto, los alimentos fértiles (como las semillas germinadas) y vivos (como las frutas y verduras crudas) constribuyen a que el cuerpo pueda conservar sus enzimas endógenas, estimulando al propio metabolismo para que se limpie y se regenere. En conclusión, los germinados tienen la capacidad de fortalecer el sistema inmunitario y de ayudarnos a llevar una vida larga y saludable.

El valioso poder de la clorofila

La clorofila, el colorante verde de las plantas, se encuentra en todas las células de la hoja, dentro de los llamados *cloroplastos*. Éstos permiten que el dióxido de carbono, al entrar en contacto con la luz, transforme el aire, la tierra y el agua en almidón; durante este proceso la planta desprende oxígeno... es una reacción química maravillosa que se conoce con el nombre de *fotosíntesis*. En esa transformación, compleja en extremo, se producen auténticos milagros. Las sustancias inorgánicas (dióxido de carbono y agua) se convierten en sustancias orgánicas (almidones). La energía solar se almacena, de tal manera que las sustancias incombustibles, anteriormente pobres en energía y nada aprovechables para el metabolismo, se transforman en productos combustibles, ricos en energía.

Con ello, la planta no sólo se constituye en parte importante de la alimentación por su alto valor energético, sino que también proporciona oxígeno a la atmósfera. Puede decirse que la clorofila es la «hemoglobina» de la vida vegetal. Se asemeja estructuralmente a la hemoglobina de la sangre, de la que se diferencia sólo por un átomo: magnesio en la hoja, hierro en la hemoglobina...

Tanto las hojas verdes como los germinados acumulan esta energía vital y tienen la capacidad de aumentar su intensidad y de transmitirla. Por ejemplo, el secreto de las aplicaciones terapéuticas de la col por vía externa reside en las radiaciones que ésta emite.

Por efecto de la clorofila, la respiración celular aumenta, el metabolismo celular se activa, mejora la defensa, la resistencia y la capacidad regeneradora de la célula; el metabolismo funciona de manera más económica y los procesos naturales de curación se activan. Depura la sangre pues elimina residuos y toxinas del cuerpo; frena las infecciones y crea un entorno hostil a la proliferación de bacterias, sin actuar directamente sobre el tejido; desinfecta y cura heridas. La clorofila diluida baja la presión sanguínea y concentrada, la aumenta. Actúa contra la aterosclerosis, el aumento de colesterol y tiene virtudes antiespasmódicas. También aporta oxígeno a las células y favorece la respiración; permite un óptimo aprovechamiento de las albúminas, rebaja el gasto de insulina y mejora la actividad de la glándula tiroides. Equilibra la relación ácido-base en el organismo y contiene una cantidad asombrosa de vitaminas (especialmente A, C y H) y ácido fólico. Las semillas germinadas contienen un torrente de clorofila.

El doctor Hagiwara (científico japonés que investiga las propiedades curativas de las plantas) argumenta que la clorofila es absorbida directamente por la sangre a través del sistema linfático y que se integra a ella una vez se encuentra en el torrente sanguíneo. Las verduras contienen clorofila en cantidad que varía según el número de hojas verdes que contengan y la intensidad del color de éstas (a más verdes, más clorofila contienen).

La clorofila se utiliza como base para desintoxicar en profundidad el cuerpo y regenerar el sistema digestivo debilitado, es decir, aporta energía a la vez que limpia.

Las verduras que poseen clorofila en mayor cantidad son el perejil, la espinaca, la lechuga, el apio, el brócoli y el cebollino.

Las semillas germinadas sintetizan clorofila al entrar en contacto con la luz, una vez crecido el brote después de unos días. Las que más clorofila sintetizan son el trigo y la alfalfa.

El consumo de plantas verdes es muy necesario en caso de anemia o de requerir una limpieza intestinal; asimismo se recomienda en caso de falta de energía o astenia. Las enzimas, proteínas, vitaminas, minerales y la clorofila son algunos de los beneficios nutricionales que recibe nuestro organismo cuando incluimos germinados frescos en nuestra dieta.

Abundantes «relaciones públicas»

Las *vitaminas*, los *minerales* y los *oligoelementos* son sustancias reguladoras imprescindibles para que se puedan producir todas las reacciones químicas de nuestro cuerpo y para la correcta absorción de todos los nutrientes. Cuando comemos vegetales crudos, frutas frescas y semillas germinadas aportamos al organismo todos los catalizadores necesarios para el óptimo funcionamiento del organismo.

Es conveniente tener en cuenta que las vitaminas de germinados, frutas y verduras son capaces de mantener nuestra buena salud, siempre y cuando el resto de nuestra dieta esté complementada con alimentos adecuados. El consumo diario de germinados en ensaladas, sopas y otros platos nos suministra todo el abanico de vitaminas esenciales, sin necesidad de añadir vitaminas, en forma de comprimidos. Durante varios millones de años el ser humano ha obtenido las vitaminas de los alimentos, y los germinados son la opción más segura y sana para conseguirlo.

Las hortalizas frescas contienen grandes cantidades de vitaminas, pero éstas empiezan a disminuir desde el mismo momento de su recolección y desaparecen casi por completo si se dejan cortadas o sumergidas en agua, perdiéndose hasta un 70% de vitamina C a los veinte minutos de arrancar las hortalizas.

Cuando se cocina un alimento fresco, parte de las vitaminas y minerales que contienen se pierden con el proceso de hervir o se oxidan al exponerse al aire y al calor. Las semillas germinadas son un alimento fresco que está en crecimiento y que aumenta su valor nutricional hasta el justo momento en que se come; y todos sus nutrientes se mantienen intactos hasta el mismo momento en que se mastican.

Gran fuente de vitamina C

La vitamina C es una de las sustancias que más aumenta durante los primeros días de germinación de las semillas. La soja germinada incrementa su contenido en vitamina C hasta un 100% en sólo cinco días, y hasta un 600% en el caso del trigo germinado.

La vitamina C es importante para la piel, los dientes y las encías. También ayuda al crecimiento y al desarrollo, y protege de la oxidación a otras vitaminas. La dosis recomendada de vitamina C para un adulto es de 75 mg/día; tomando diariamente semillas germinadas nos aseguramos de aportar a nuestro organismo la cantidad de vitamina C que necesita, de la forma más segura y natural.

Las judías mungo, el trigo, las lentejas frescas y las azukis (soja roja) son excelentes fuentes de vitamina C natural, así como los garbanzos y las judías germinadas.

A continuación mostramos el progresivo aumento de vitamina C en las legumbres durante su proceso de germinación.

Contenido de vitamina C en granos de legumbres en proceso de germinación	
Tiempo de germinación	Contenido de vitamina C
No germinados	Trazas
Después de 24 horas de germinación	7 a 8 mg/100 g
Después de 48 horas de germinación	10 a 12 mg/100 g
Después de 72 horas de germinación	12 a 14 mg/100 g

Fuente: Kulyinskas, Y., *Sprout for the Love of Everybody*, Omangop Press, Fairfield, 1978.

Vital aporte de beta-carotenos

El germinado de alfalfa contiene más vitamina A que la encontrada en cantidades comparables de verduras como el tomate o el pimiento verde y casi todas las frutas. La vitamina A abunda en la alfalfa germinada y llega a contener cuatro veces más que en sus semillas.

Las semillas de col y los guisantes (cuando están germinados) también son excelentes fuentes de este tipo de vitamina. La vitamina A se absorbe por el organismo en forma de caroteno. Más concretamente, es nuestro intestino el responsable de convertir los diferentes germinados propiamente en vitamina A, mediante toda una serie de procesos gástricos.

El caroteno no es tóxico, ni siquiera en grandes cantidades, sin embargo, la vitamina A que se sintetiza en los laboratorios, o bien la que se encuentra en los aceites de pescado, en la carne y en el hígado –alimentos de origen animal– se acumula en el hígado y puede resultar tóxica en grandes cantidades.

La vitamina A, especialmente la de origen vegetal, es esencial para el crecimiento, el desarrollo, la buena vista y la reproducción.

Importancia del complejo B

El complejo de vitaminas del grupo B ayudan al cuerpo a digerir los carbohidratos y a utilizar la energía que éstos nos aportan. Son especialmente necesarias para resistir a las infecciones. Las vitaminas que conforman el complejo B (llamadas a menudo «las vitaminas del estrés») ayudan al buen funcionamiento del sistema nervioso, reforzándolo contra todo tipo de alteración nerviosa.

La tiamina (B$_1$), la riboflavina (B$_2$) y la niacina (B$_3$) son abundantes en los germinados de almendras, alfalfa, trigo, girasol, centeno y sésamo en brote. Concretamente, los brotes de sésamo y de girasol son mucho más ricos en vitamina B cuando están germinados que cuando no lo están.

Contenido de vitaminas en germinados antes y después de cinco días de germinación (contenido en mg/kg)

Especie	Vitamina B$_2$ (riboflavina)		Vitamina B$_3$ (niacina)	
	Granos no germinados	*Granos germinados*	*Granos no germinados*	*Granos germinados*
Cebada	1,3	8,3	72	129
Maíz	1,2	3,0	17	40
Avena	0,6	12,4	11	48
Soja	2,0	9,1	27	49
Judías de Lima	0,9	4,0	11	41
Judías mungo	1,2	10,0	26	70
Guisante	0,7	7,3	31	32

Especie	Vitamina B$_1$ (tiamina)		Vitamina H (biotina)	
Cebada		7,9	0,4	1,2
Maíz	6,2	5,5	0,3	0,7
Avena	10,0	11,5	1,2	1,8
Soja	10,7	9,6	1,1	3,5
Judías de Lima	4,5	6,2	0,1	0,4
Judías mungo	8,8	10,3	0,2	1,0
Guisante	7,2	9,2		0,5

Fuente: Gelineau, Claude, *Los germinados en la alimentación*, Integral, Barcelona, 1997.

Vitamina antiedad

La vitamina E actúa como antioxidante celular y evita que los nutrientes más valiosos sean desechados o destruidos. Además, se muestra como un excelente protector del corazón y un magnífico tonificante de la fertilidad. El trigo germinado llega a incrementar tres veces su contenido de vitamina E. El tipo de vitamina E que encontramos en semillas tales como la avena, el centeno, la alfalfa, el sésamo, el girasol y las almendras se asimila en nuestro cuerpo con una facilidad de por lo menos diez veces más mayor que la vitamina E elaborada sintéticamente.

Función de la vitamina K

Esta vitamina se encuentra en abundancia en los brotes de alfalfa. Es muy eficaz durante el embarazo por su propiedad coagulante, por lo que previene hemorragias, abortos y malformaciones en el feto.

Minerales y oligoelementos

Los minerales que ingerimos a través de nuestra dieta son nuestra auténtica savia. Representan la base del metabolismo de nuestro cuerpo; es decir, los procesos químicos y físicos vitales que sostienen nuestro organismo funcionando correctamente. Los minerales participan en la formación y funcionamiento de todas las enzimas del cuerpo humano, además de mantener el equilibrio del líquido interno de las células, protegiéndolas así de la degeneración ácida y la invasión de microbios dañinos que viven en las sustancias ácidas de nuestro organismo. Una alimentación muy rica en carne y alimentos refinados (o muy procesados industrialmente), generan una acidez en el organismo que las semillas germinadas y las verduras y frutas crudas pueden contrarrestar, favoreciendo el equilibrio de la sangre.

Los minerales orgánicos son más asimilables que los minerales inorgánicos (los que se encuentran en minerales y rocas). Los minerales orgánicos son aquellos que obtenemos de los alimentos; los más abundantes en estas sustancias son, como ya hemos señalado, las verduras y las hortalizas frescas, junto a las semillas germinadas y las algas marinas.

Durante milenios los seres humanos han obtenido la fuente de su salud en los alimentos y, como es evidente, en la actualidad también en la alimentación han encontrado la causa de sus enfermedades, muchas veces como consecuencia de la falta de minerales esenciales. En diversas investigaciones se ha comprobado que las semillas puestas a germinar absorben los minerales y los oligoelementos del agua, que emplean para fortalecerse y crecer. Estos minerales son muy necesarios pero están presentes en pequeñas cantidades. Éste es el caso del yodo, el zinc o el selenio.

Los germinados de sésamo proporcionan casi la misma cantidad de calcio que la leche de vaca, y más que cualquier otro alimento vegetal. La almendra, el girasol, la alfalfa y los garbanzos, en forma de brote, son también excelentes fuentes de calcio. El 99% del calcio que consumimos se deposita en nuestros huesos y dientes, de modo que si ingerimos la cantidad mínima necesaria, se mantienen sanos y fuertes durante toda la vida.

El potasio, llamado a veces el «mineral de la juventud», ayuda al cuerpo a mantener una piel fina y tersa, además de equilibrar el peso corporal, al actuar como diurético natural. También ayuda a mantener la alcalinidad adecuada en de la sangre. Los germinados de almendra, sésamo, girasol, soja y judía proporcionan, en general, más potasio que las frutas y las hortalizas.

Los germinados de alfalfa, fenogreco, lenteja, azuki y soja verde son muy aconsejables para obtener el hierro requerido en la formación de glóbulos rojos y para el transporte del oxígeno de los pulmones a las células. Las mujeres, debido al ciclo menstrual, necesitan una cantidad adicional de hierro pues su absorción es muy baja y se puede padecer una insuficiencia este mineral con facilidad.

En general, los germinados son excelentes fuentes de obtención de oligoelementos, tales como el yodo, el zinc, el selenio, el cromo, el cobalto y el silicio. Los germinados de alfalfa y las semillas de calabaza germinadas contienen zinc en grandes cantidades. El zinc es esencial para la síntesis de proteínas, para muchas de las funciones del hígado, así como para la cicatrización de cortes y heridas.

El selenio es un oligoelemento, cuya propiedad principal consiste en frenar la degeneración y el envejecimiento de las células, contribuyendo así a retrasar el envejecimiento. Los germinados contienen selenio de fácil asimilación y sin ningún riesgo de toxicidad.

Aminoácidos esenciales y germinados

Las proteínas vegetales son de más fácil absorción, así como mucho más bajas en grasas saturadas y colesterol. El organismo tiene más dificultad para asimilar las proteínas animales, puesto que éstas generalmente están

Composición de granos de girasol descascarados	
	Valor mineral
Calcio	57 mg
Cobalto	64 ppm*
Yodo	20 ppm
Cobre	20 ppm
Hierro	7 mg
Fluor	2,6 ppm
Magnesio	347 mg
Fósforo	860 mg
Potasio	630 mg
Sodio	0,4 mg
Zinc	66,6 ppm
Residuos	3,64%
Fibras brutas	2,47%
Hidratos de carbono	12,18%

* ppm: partes por millón
Fuente: Gelineau, Claude, *Los germinados en la alimentación*, Integral, Barcelona, 1997.

asociadas con grandes cantidades de grasas saturadas (más peligrosas para la salud). Las grasas de tipo animal tienden a liberar toxinas en el proceso de digestión. Por ello el consumo de proteínas vegetales, combinándolas apropiadamente entre sí, aportan todos los aminoácidos esenciales pero sin la contrapartida negativa de las proteínas animales. La legumbre germinada más rica en proteína es la lenteja: siete tazas de lentejas germinadas contienen, aproximadamente, 58 gramos de proteína (mucho más que la cantidad de nutrientes recomendada para cada día).

Las proteínas se fabrican a partir de unos bloques llamados *aminoácidos*. Existen ocho aminoácidos esenciales que nuestro cuerpo debe sintetizar a partir de las proteínas que ingiere; ellos son: *isoleucina, leucina, lisina, metionina, fenilalanina, treonina, triptófano* y *valina*. Cuando la dieta no proporciona todos estos aminoácidos, el organismo es incapaz de regenerar sus células apropiadamente. Hay catorce aminoácidos más que son imprescindibles, pero que el cuerpo humano no puede fabricar por sí mismo.

Los aminoácidos actúan en las células del cuerpo y de la sangre en un proceso de regeneración que prolonga la vida. Son importantes para tantas funciones y sistemas fisiológicos que sería imposible pormenorizarlos aquí. Podemos resumir su labor diciendo que son esenciales para la digestión y la asimilación adecuada de los alimentos, para la renovación de las células, la inmunidad contra enfermedades, la cicatrización rápida de cortes y heridas y, entre otros, para un eficaz funcionamiento del hígado. La falta de un solo aminoácido puede derivar en alergias, debilidad, mala digestión, inmunidad deficiente o envejecimiento prematuro. Al empezar a consumir el aminoácido del que se carece desaparecen los síntomas y se reestablece el normal funcionamiento del organismo.

Hay una gran diversidad de aminoácidos en las semillas germinadas. Los germinados de legumbres proporcionan proteínas completas; es decir, las que le darán los ocho aminoácidos esenciales. Sin embargo, es mejor alimentarse de diferentes brotes, ya que cada tipo tiene una proporción diferente de aminoácidos. La combinación de cereal y legumbre germinada es una mezcla altamente rica y completa en todos los aminoácidos esenciales, de manera que puede sustituir el consumo de carne.

A continuación observamos la composición porcentual de aminoácidos en la semilla de girasol.

Aminoácidos en la proteína de girasol	
	Porcentaje
Arginina	7,2%
Histidina	2,1%
Lisina	4,4%
Triptófano	1,5%
Fenilalanina	4,0%
Metionina	3,5%
Treonina	5,9%

Fuente: Wigmore, Ann, *Healthy Children, Nature's Way,* Institut Hipócrates, Boston.

En resumen, los aminoácidos que aportan los germinados son la clave para disfrutar de una buena salud.

Los germinados y la salud

*El consumo de abundantes alimentos vivos y frescos
y una actitud serena, confiada y feliz
son la clave para vencer cualquier tipo de enfermedad.*

Cuando se proporciona al cuerpo un descanso de los hábitos destructivos y se le nutre con alimentos frescos y vivos, incluso las condiciones degenerativas del organismo en estado de enfermedad pueden ser controladas y, en algunos casos, curadas, ya que se introducen cambios positivos en la dieta y en el estilo de vida.

Los germinados, como están dotados de una energía capaz de producir una nueva vida, estimulan la capacidad de nuestro cuerpo para limpiarse, regenerarse y liberar al organismo de los efectos debilitadores de las comidas pesadas o excesivamente cocidas; además, activan los procesos de regeneración y desinflamación del aparato digestivo, factor decisivo para la curación y revitalización de todos nuestros mecanismos internos.

No sobra insistir en procurarnos una alimentación equilibrada, con importante participación de «alimentos vivos» para ganar una forma de vida más positiva.

Aumentar las defensas naturales

La alimentación basada principalmente en verduras frescas, hortalizas y frutas crudas de la estación y en alimentos naturales (sin refinar ni procesar) incrementa la capacidad inmunitaria del cuerpo y su efectividad para luchar contra las enfermedades. Esto no significa que los germinados por sí mismos puedan frenar y controlar las enfermedades. Sin embargo, lo que sí es cierto es que una alimentación basada en alimentos crudos y naturales contribuye a reforzar el sistema inmunitario, que debería ser el punto de mira principal si lo que se pretende es solucionar el problema de la proliferación de virus y bacterias. También cabe destacar que los efectos positivos de los germinados para el sistema inmunitario pueden ser reforzados por el consumo de alimentos adecuadamente combinados, es decir, respetando su compatibilidad. Con esto se consigue aliviar el aparato digestivo y se contribuye a equilibrar el sistema inmunitario.

Desintoxicar y reducir el exceso de peso

Cuando se incluye en la dieta una cantidad abundante de germinados junto con frutas y verduras crudas, la persona con sobrecarga de peso se beneficia de un descanso muy conveniente para su organismo.

Concretamente, la alfalfa germinada ofrece al cuerpo una gran cantidad de energía en forma de líquido bajo en calorías, que se emplea como combustible fácil de digerir. La capacidad sanadora del organismo se ve estimulada por los germinados y sus zumos. El metabolismo acelera su funcionamiento si no se digieren alimentos pesados. Además, los alimentos con una alta proporción de agua fisiológica facilitan la expulsión de toxinas del organismo a través de la orina. Los germinados también pueden exprimirse junto con fruta y otros vegetales para obtener zumos deliciosos.

Con una alimentación viva y fresca se pueden llegar a perder semanalmente entre uno y medio y seis kilos, tomando tres comidas diarias (por supuesto, deben tenerse en cuenta otros factores).

Son muy recomendables para adelgazar germinados como el fenogreco y la alfalfa, ya que depuran la sangre; el trigo germinado que aporta mucha energía y, como los anteriores, tiene propiedades limpiadoras.

Vigor y mejora de la vida sexual

¿Qué tienen que ver los germinados con la vida sexual? Pues mucho, aunque no lo parezca: para mejorar las relaciones incompletas y recuperar el deseo sexual es imprescindible un buen estado de salud.

En experimentos con vacas que se consideraban estériles se les suministró diariamente trigo germinado y al cabo de un tiempo recuperaron su fertilidad. Es de anotar que el trigo triplica su contenido de vitamina E al germinarlo.

Otros granos germinados, especialmente la avena y el centeno, también son fuentes de vitamina E. Varias investigaciones han demostrado la capacidad del grano germinado para devolver la fertilidad a las vacas que la habían perdido o habían envejecido demasiado. Un estudio se concentró en vacas que no habían criado a pesar de todos los intentos. Cada una de ellas recibió una ración diaria de dos kilos de avena germinada con su alimento habitual. Los resultados fueron sorprendentes: sesenta días después todas las vacas estaban preñadas.

Lo que interesa destacar de estos estudios es que se pueden rejuvenecer y revitalizar las funciones sexuales hasta la normalidad con una dieta abundante en germinados, frutas y hortalizas biológicas y crudas.

Retrasar el envejecimiento

Cierto número de nutrientes han sido citados como potenciales factores que actúan como freno en el proceso de envejecimiento. Son los llamados «antioxidantes».

Los antioxidantes, así como una amplia gama de enzimas que aportamos a nuestro cuerpo mediante los alimentos frescos y crudos, retrasan el proceso de envejecimiento.

Es cierto que hay muchos factores que influyen en este proceso: una dieta equilibrada, la ingestión de alimentos vivos y sin cocinar, la inclusión en nuestra dieta de germinados frescos. Esto último ofrece a nuestro organismo una fuente completamente segura de nutrientes antiedad. Los germinados contienen las vitaminas naturales y antioxidantes A, C y E junto con las enzimas; combinación necesaria para cargar de energía las baterías internas (las células) que nos conservan «jóvenes».

Cuando las sustancias se oxidan fuera del cuerpo humano, se destruyen o se descomponen. Cuando los alimentos son asimilados por el cuerpo también se descomponen y se oxidan en el curso normal de la digestión. La diferencia esencial está en la formación de unas moléculas llamadas *radicales libres*.

Los radicales libres son fragmentos moleculares inestables cargados con electrones capaces de envolver internamente las células y de desequilibrar su actividad normal y de paso envejecer todo el cuerpo en el proceso. Los aceites refinados y las grasas fritas y recalentadas son una fuente importante de radicales libres. Limitando el empleo de aceites procesados y grasas cocinadas evitamos la formación de radicales libres y, por tanto, el envejecimiento prematuro del cuerpo.

Antioxidantes como las vitaminas A, C y E evitan la oxidación de grasas en la sangre, impidiendo de este modo la formación de radicales libres en el cuerpo. La vitamina C no sólo evita que los radicales libres se formen, sino que también previene la destrucción de las vitaminas A y E. Las semillas germinadas, las verduras y las frutas frescas en su estado crudo, constituyen una fuente excelente de antioxidantes y están especialmente recomendadas para las personas que viven en el ambiente contaminado de las ciudades.

Las plantas verdes regeneran el aire que respiramos y, de la misma manera, las semillas germinadas sanean nuestro cuerpo de toda clase de contaminación procedente del exterior (agua, aire, alimentos, radiaciones...) porque, además, los germinados son los alimentos menos contaminados que se pueden encontrar.

Belleza y germinados

El germen del trigo es la fuente más generosa de vitamina E. Cuando se prensa se obtiene un aceite con un alto contenido en ácidos grasos poliinsaturados y vitamina E. Este valioso aceite natural tiene propiedades nutritivas de gran eficacia. Aplicado directamente sobre la piel evita el envejecimiento celular y la rotura de las diversas capas que la configuran.

Es un aceite muy efectivo y necesario en caso de pieles desvitalizadas o prematuramente envejecidas. Es un producto muy versátil que se puede utilizar como aceite nutritivo para el rostro y el cuerpo (evita las estrías del embarazo), así como mascarilla capilar, especialmente durante el verano, cuando el cabello está expuesto al sol y a la sal del mar.

Ingerido, el germen de trigo nutre la piel desde el interior mediante una labor antioxidante de gran eficacia, ya que por tratarse de un aceite lubrica los intestinos, formando una película en sus paredes que hace resbalar los restos fecales, solucionando eficazmente el estreñimiento.

Germinar es muy fácil

Los diferentes sistemas caseros

Cultivar y cuidar los germinados es fácil: solamente necesitan luz solar durante algunas horas y suficiente agua, y en sólo dos días podrá consumir su primer plato de semillas germinadas. Hay muchos métodos para cultivar en casa, puede escoger el tipo de recipiente: una jarra o tarro de cristal, una bandeja o una germinadora. Los pasos básicos son los mismos, elija el método que elija.

Veamos el primero.

Germinar en tarro o jarra de cristal

Para germinar en un tarro de cristal es necesario que éste sea de boca ancha, de suerte que permita introducir la mano en su interior para sacar los brotes ya maduros. También se necesita una gasa de algodón o cualquier otro material aislante, que no sea tóxico y facilite la ventilación. Úselo para cubrir la boca del tarro y ponga una goma o un cordón para sujetarlo firmemente.

La cantidad recomendada de semillas para colocar en el tarro de cristal o jarra es de cuatro cucharadas soperas,

Germinado en tarro de cristal

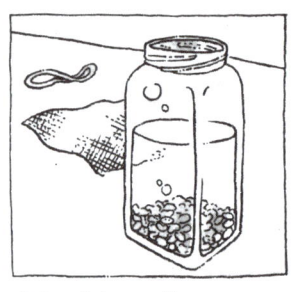

1. Remoje las semillas.

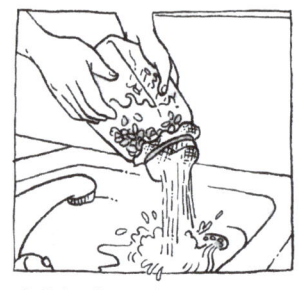

2. Quite el agua de remojo.

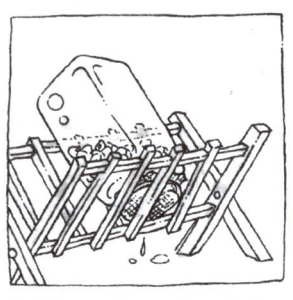

3. Coloque el tarro cabeza abajo e inclinado, con la tapa puesta (una gasa o trapo fino).

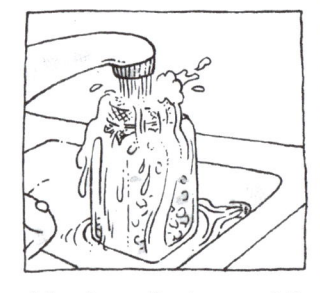

4. Lave las semillas dos veces al día hasta que el agua salga completamente limpia.

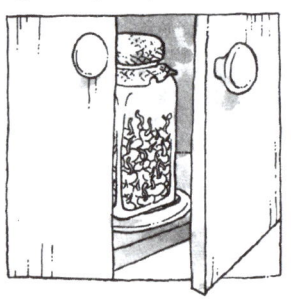

5. Deje en un lugar oscuro y cálido. Estarán a punto de cuatro a ocho días después.

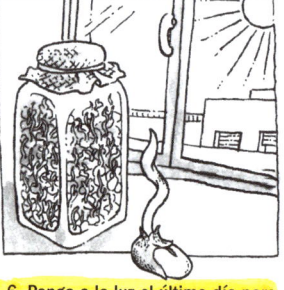

6. Ponga a la luz el último día para que los brotes sinteticen clorofila y se tornen verdes.

dependiendo, claro está, del tamaño del recipiente. Las semillas de mayor tamaño no deberían ocupar más de una octava parte de la jarra dado que al desarrollarse, los germinados aumentan de tamaño, sobre todo la alfalfa (un kilo de semillas de alfalfa produce ocho kilos de alfalfa germinada). Por esta razón es bueno ser prudentes con la cantidad.

Cubra el recipiente y, seguidamente, añada un litro de agua mineral (no se recomienda utilizar el agua del grifo). Deje las semillas en agua el tiempo necesario: si son pequeñas sólo necesitan de cuatro a seis horas, las mayores necesitan de doce a quince horas. Pasado este tiempo, incline el tarro unos 45°, para que el agua se elimine sin dificultad. Los agujeros de la gasa permiten que se pierda el exceso de agua y que el aire circule. Coloque el recipiente en un lugar cálido y oscuro, o tapado para que crezcan los brotes sin que les toque la luz.

Los brotes se lavan dos veces al día, colocando el tarro bajo el grifo y permitiendo que el agua sobrepase el borde. Al enjuagar las semillas se eliminarán los desechos; no se sorprenda si ve espuma saliendo con el agua. Después de esta operación, incline el tarro unos 45° para que salga el agua sobrante. Una vez que estén listos los brotes, podrá retirarlos y guardarlos de la forma como se describe más adelante.

Un frasco especial

Ahora se consigue en el mercado un frasco diseñado especialmente para germinar, que permite realizar la labor sin mayores complicaciones, pues la tapa perforada permite que los brotes «respiren» y se drene el agua sobrante, ya que el soporte tiene la inclinación adecuada al efecto. Algunos consejos del fabricante reiteran las instrucciones ya ofrecidas:

- Proceder con absoluta limpieza, evitando la exposición directa al sol.
- Remover regularmente las simientes del frasco para que queden sueltas.
- Evitar los estancamientos y la humedad excesiva.
- Al concluir la germinación, lavar muy bien el frasco germinador y dejarlo secar al aire.

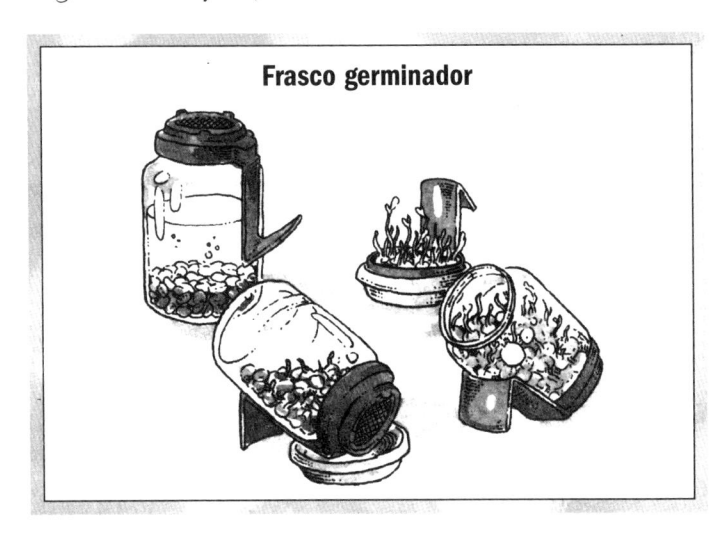

Frasco germinador

Germinar en bolsa

Una bolsa hecha con algodón natural 100% es otro método eficaz para cultivar germinados. Se coloca la cantidad adecuada de semillas en su interior y se introduce la bolsa dentro de un recipiente con agua. Las

Germinar en bolsa

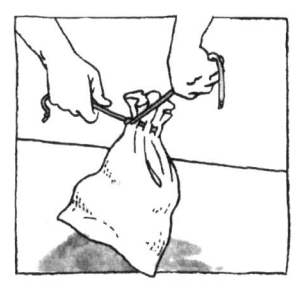

1. Coloque una cantidad de semillas en una bolsa de algodón e introdúzcala en agua.

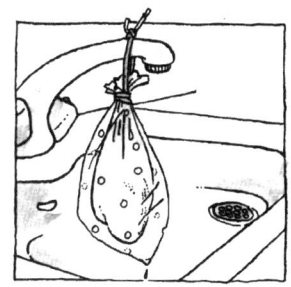

2. Enjuague la bolsa y cuélguela dentro de una bolsa plástica para drenar el excedente de agua.

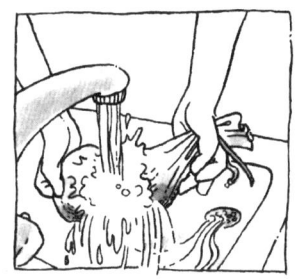

3. Lave la bolsa dos veces al día.

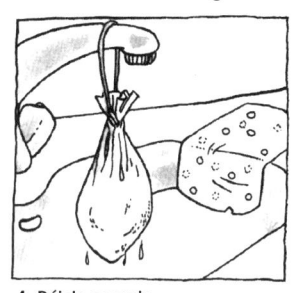

4. Déjela escurrir.

semillas se dejan en remojo durante el tiempo necesario para cada caso según se describe en las páginas 70, 74, 77, 79 y 86-87).

Finalizado este paso, enjuague la bolsa y cuélguela del grifo o bien de un gancho junto al fregadero, para eliminar el agua sobrante. A continuación, ponga la bolsa en el interior de otra bolsa de plástico con agujeros para facilitar la ventilación interior. Déjela así colgada para que acabe de escurrir el agua.

Como en el método anterior, enjuague las semillas dos veces al día. Basta con retirar la bolsa de plástico y sumergir la bolsa de germinados en un recipiente con agua, o bien enjuagarla debajo del grifo. Ahora bien, cada vez que enjuague sus germinados, asegúrese de que se elimina completamente el agua sobrante antes de devolver la bolsa de brotes a su bolsa de plástico y colgarla de nuevo.

Siempre que comience el proceso con brotes nuevos, lave la bolsa de germinados con un jabón natural.

Germinar en bandeja o plato

Los germinados de alfalfa son los mejores para este método de germinar semillas, ya que tras cinco días de cultivo, sus hojas se vuelven verdes y se extienden como una alfombra por toda la bandeja. Aquí los germinados crecen más rectos que en el método del tarro de cristal.

Los cultivadores profesionales, para germinar alfalfa destinada a la venta, emplean generalmente este método, puesto que el resultado final es un producto listo para almacenar, envasar y comercializar. Estos cultivadores disponen de bandejas de gran tamaño con un mecanismo completamente automatizado.

En casa, basta con extender sobre un plato o una bandeja una capa de algodón natural, papel secante o cualquier material capaz de mantener la humedad. Se empapa de agua y encima se extienden las semillas después de haber estado en remojo el tiempo necesario, según el tipo de semilla (*véanse* páginas 70, 74, 77, 79 y 86-87).

Es importante mantener la humedad del algodón pues influye de modo determinante en una correcta germina-

Germinar en plato

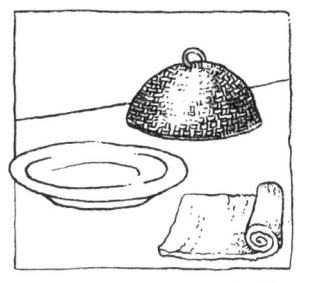

1. Sobre un plato extienda algodón o papel secante.

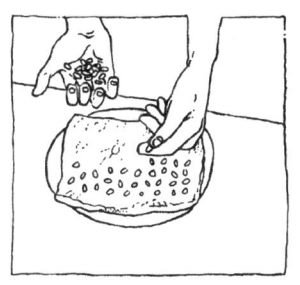

2. Empape el algodón con agua y distribuya las semillas, previamente remojadas.

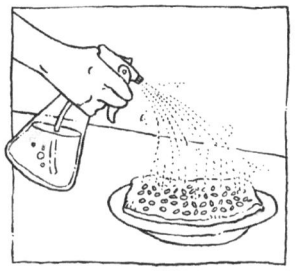

3. Empape el algodón con agua y distribuya las semillas, previamente remojadas.

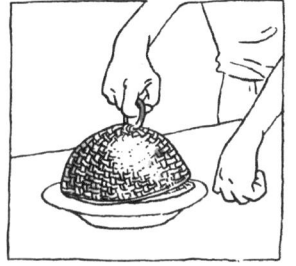

4. Cubra con un paño, una cartulina o una tapa agujereada, para permitir la ventilación.

ción. Para ello podemos utilizar un rociador para remojar el plato dos veces al día como mínimo, una vez por la mañana y otra por la noche, en cantidad suficiente, pero sin inundarlo.

Para proteger la semilla de la luz se tapa con algún recipiente de plástico agujereado (para que tenga una correcta ventilación), con un paño o una cartulina, preferentemente de color oscuro.

Una vez realizada la germinación, coloque el plato o bandeja cerca de la luz, por ejemplo cerca de una ventana, para que los brotes puedan hacer la síntesis de la clorofila.

Algunas bandejas están diseñadas especialmente para esta finalidad. Aprovechando alguna bandeja de casa podemos conseguir una germinadora eficaz. Para ello, necesitamos alguna que sea un poco profunda; en la base haremos agujeros de unos seis milímetros como máximo, para facilitar la ventilación de las raíces. Mantendremos el fondo de la bandeja ligeramente elevado, por ejemplo sobre un estante, así el aire podrá circular sin dificultad. Las bandejas diseñadas para germinar cuentan con unas patitas para tal menester. Para cubrir la bandeja casera nos serviremos de una bolsa de plástico agujereada que permitirá que el aire circule mientras evita que los germinados se sequen demasiado.

Las germinadoras

La germinadora es la solución perfecta para quien quiera conservar gran cantidad de germinados con el mínimo esfuerzo. Es el método más conveniente y sencillo para germinar.

Las germinadoras están especialmente pensadas para facilitar el proceso simultáneo de germinación de varias semillas. La más corriente está elaborada con plástico y se compone de tres platos para germinar. Por la parte superior se introduce el agua, que se desliza hacia los tres platos siguientes regando así todas las semillas a la vez. La finalidad del último plato es contener el agua volcada por arriba. El plato superior y el inferior suelen ser de color oscuro, mientras que los tres intermedios –donde se germinan las semillas– son transparentes para permitir el paso de la luz.

Germinadora

Proceso rotativo

El proceso para tener brotes germinados constantemente consiste en ocupar con semillas la primera bandeja (la superior); al día siguiente llenar la segunda bandeja y al tercer día, la bandeja del nivel inferior.

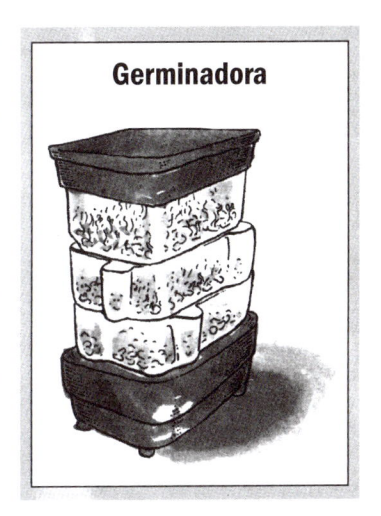

Puesto que el proceso de germinación suele durar de dos a tres días, la colocación de la última bandeja coincide con la madurez y la cosecha de las semillas de la primera bandeja (algunas semillas, no obstante, necesitan más de dos días para madurar).

Tras la primera cosecha se limpia la bandeja vaciada y se vuelve a empezar de nuevo, colocando la nueva bandeja en el nivel inferior. De esta forma, y a partir del cuarto día, se dispone a diario de brotes germinados. El esquema del proceso es el siguiente:

Inicie remojando las semillas para la primera bandeja.

Primer día:
- Coloque la primera bandeja en el nivel superior.
- Ponga en remojo las semillas para el segundo día.

Segundo día:
- Coloque la segunda bandeja.
- Ponga en remojo las semillas para el día siguiente.

Tercer día:
- Coloque la bandeja en el nivel inferior.
- Recolecte la primera bandeja, si ya están suficientemente germinadas las semillas.
- Suba la segunda bandeja al nivel superior y la tercera bandeja al segundo nivel.
- Si desea continuar germinando, coloque las nuevas semillas (previamente remojadas) en la bandeja inferior, y así sucesivamente.

El práctico germinador de barro

Los germinadores de arcilla son más delicados en cuanto al manejo pues se rompen con más facilidad y requieren de mayores cuidados. Se componen de cinco piezas: la tapadera, tres bandejas interiores perforadas y apilables y una bandeja base. Se elaboran en arcilla natural y se barnizan con un esmalte sin plomo.

El germinador de barro imita las condiciones de la naturaleza para que se produzca la germinación. Los poros del barro aseguran una buena ventilación y la capacidad absorbente del material logra la humedad justa y constante sin que las semillas estén en contacto directo con el agua. La oscuridad en el interior aumenta el aroma de los germinados. Un estudio realizado en Alemania sobre semillas germinadas confirmó que es preferible la germinación en un material natural como éste.

Dado que la arcilla absorbe un 10% del agua, antes de usarlo sumérgalo en agua durante cinco minutos. En este tiempo el barro se empapa de agua, lo que favorece el clima húmedo durante la germinación de las semillas, evitando que se resequen.

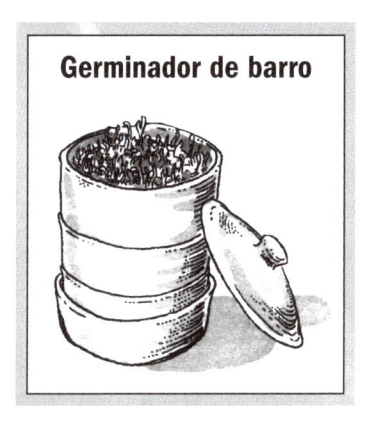

Germinador de barro

Si las semillas a germinar son muy pequeñas ponga una gasa para evitar que se cuelen por los agujeros de la bandeja germinadora. La gasa se retira cuando crezcan un poco las semillas.

Si utiliza un germinador de barro y apareciera moho en sus paredes es necesario darle un hervor o limpiarlo con agua y vinagre y luego aclararlo muy bien.

Para lavar las bandejas utilice un cepillo de cerda dura bajo el agua corriente y si quiere asegurarse, hierva las bandejas en agua filtrada. Restos de semillas o de raíces que pudiesen quedar enganchadas en los poros se pueden retirar fácilmente con una aguja.

Un pequeño huerto en casa

De granos diminutos, altos robles crecen.

El cultivo de semillas en nuestro hogar es un método sencillo para tener nuestro pequeño huerto donde cultivar vegetales en su medio más real y natural: bajo la tierra.

El proceso

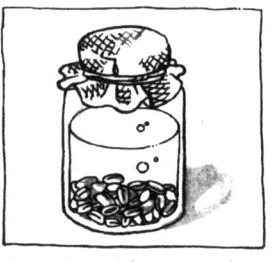

1. Igual que si fuera a germinarlas en tarro de vidrio, lave las semillas y déjelas en un recipiente con agua por un día.

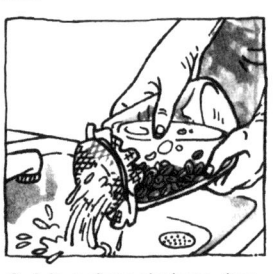

2. A la mañana siguiente, deseche el agua del remojo inicial.

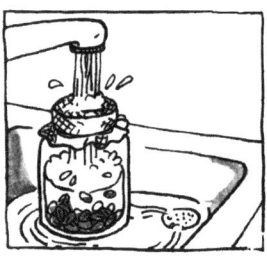

3. Enjuague varias veces las semillas.

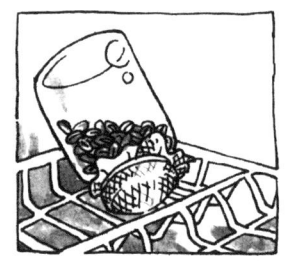

4. Para drenar el agua sobrante coloque el frasco en un ángulo de 45° durante doce horas. Entonces estarán listas para sembrar.

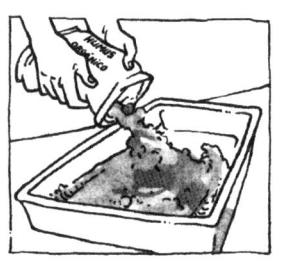

5. Introduzca tierra en una bandeja y haga surcos lineales; luego alise la tierra con la mano.

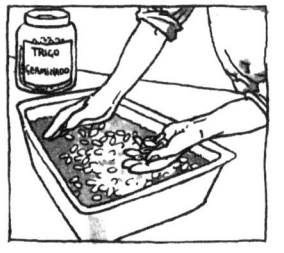

6. Reparta las semillas, que se toquen una con la otra, pero sin que se apilen.

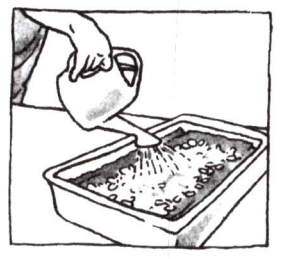

7. Riegue la bandeja sin inundarla, pero sin que le falte agua.

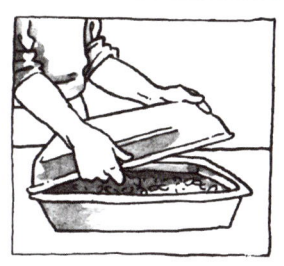

8. Cubra la bandeja con otra bandeja o con una bolsa plástica agujereada para evitar que se resequen muy rápido y que les entre la luz. Así deben permanecer durante tres días.

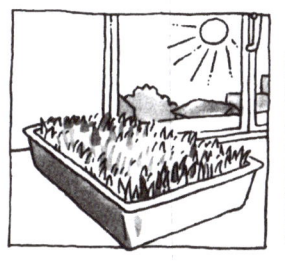

9. Al cuarto día retire la cubierta y coloque la bandeja de manera que reciba luz indirecta. Cuanta más luz reciban mayores y más gruesas crecerán sus hojas.

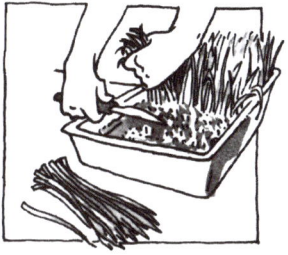

10. Las plantas se riegan a diario hasta el momento de su cosecha, esto es, cuando han alcanzado entre 12,7 y 20,5 cm, que suele ocurrir hacia el séptimo día.

Las hortalizas de interior requieren aproximadamente siete días y un mínimo de tierra para crecer. Algunas semillas, debido a sus características, sólo germinan con tierra; éste es el caso del lino, el mastuerzo y la zaragatona. Otras semillas como el fenogreco, la lechuga, la mostaza, el nabo, el rábano, el trigo, el girasol y el alforfón se germinan con tierra y sin ella.

El sentido de la germinación en tierra y de la construcción de este pequeño huerto en casa es proveerse de alimentos crudos y frescos de primera calidad absolutamente vivos y con todas sus propiedades. Aporta además un cierto aire de autosuficiencia, ya que nosotros mismos podemos abastecernos de vegetales frescos a mucho mejor precio y calidad que los vegetales tratados químicamente que se encuentran en el mercado.

Recomendaciones adicionales

- Las bandejas de plástico de hostelería son idóneas para sembrar porque son suficientemente profundas (tienen entre dos y cinco cm de profundidad y cerca de diez cm de largo).
- Es conveniente conseguir tierra abonada de forma natural, como el humus que se encuentra en los bosques.
- Si al cuarto día descubre que la bandeja tiene un moho azul-verdoso, es probable que haya utilizado malas semillas o que se haya excedido con el agua. Deseche entonces esa cosecha e inténtelo otra vez con nuevas semillas y disminuyendo el agua del riego.
- La temperatura ideal está entre los 18° C y los 25° C; las plantas estarán a punto en menor tiempo si hace calor (cinco días) o en más días si hace frío.
- En la primera o segunda ocasión de riego agregue al agua una cucharada de alga kelp en polvo, para proporcionarle oligoelementos y yodo a su cosecha.
- Mantenga húmeda la tierra, sin que se convierta en barro. En caso de resequedad, intente recuperar la cosecha humedeciendo la tierra y cuidando que no se seque de nuevo en los siguientes días.

- Para cosechar las plantas utilice un cuchillo afilado, cortando lo más cerca posible de las raíces, pero sin llevarse tierra con las plantas.
- Consuma las hojas tan pronto sea posible y guarde las que sobren en la nevera, en un envase sellado.

Características del alforfón y el girasol cultivados en tierra	
Horas de remojo	12 horas
Medida a sembrar	$1/2$ taza
Tiempo de germinación	12 horas
Días de siembra	7 días
Altura que alcanzan (aprox.)	12,7 a 20,52 cm
Aspectos nutritivos	Clorofila, vitaminas A y C, calcio y lecitina
Aplicaciones	Zumos, ensaladas y sopas

Un tesoro natural: las tiernas hojas del trigo

Dijo Dios: 'ved, os he dado toda hierba de semilla que existe sobre la faz de toda la tierra, así como todo árbol que lleva fruto de semilla; para vosotros será de alimento.'
Génesis 1: 29

La hierba del trigo es el resultado de plantar granos de trigo en una fina capa de tierra, recogiéndola como máximo entre los ocho y los quince días de crecimiento. Se han demostrado las propiedades terapéuticas del zumo de la hierba del trigo. Muestra una gran capacidad para desintoxicar el organismo, regenerarlo y protegerlo de la contaminación ambiental, así como de la degeneración celular y el envejecimiento.

El zumo de los brotes tiernos de este cereal tiene propiedades curativas y regeneradoras muy valiosas, debido a su gran riqueza en clorofila. La clorofila que nos facilita la desintoxicación del cuerpo y una regeneración del sistema digestivo debilitado.

Para su elaboración se comercializan unos aparatos manuales o eléctricos específicos para extraer el zumo de hierba de trigo. Otro método para extraer el zumo es utilizar un molinillo de harina y, una vez triturada la hierba, se exprime manualmente con un trapo de lino o algodón.

El zumo de hierba de trigo se toma siempre en ayunas solo o con un zumo natural por las mañanas. Si se mezcla con el zumo de una fruta ácida, ayudará a disolver mejor las toxinas y los depósitos del estómago. La cantidad recomendada es de ¼ de taza diaria. Aunque para empezar es mejor hacerlo con una o dos cucharadas soperas.

Una vez que el cuerpo asimile esta dosis, se puede incrementar hasta llegar a una taza diaria de una sola vez. Los efectos beneficiosos de la ingestión del zumo de hierba de trigo se aprecian a los cuatro o cinco días de tratamiento.

Es prudente una cura de siete días: un ayuno de tres días a base de líquidos; luego tres o cuatro días incorporando de 30 a 120 g de zumo de hierba de trigo. Debido a su fuerte sabor es recomendable combinarlo con otras hortalizas como zanahoria, apio y remolacha, o frutas como la manzana y la piña. Para ello exprimimos primero las frutas y hortalizas en una licuadora normal y le añadimos una o dos cucharadas soperas (en proporción) de zumo de hierba de trigo.

Para uso externo, el zumo de hierba de trigo es eficaz como cicatrizante en heridas abiertas, quemaduras, granos y también para calmar el dolor muscular.

Propiedades de las semillas por grupos botánicos

Leguminosas

Entre las más utilizadas de este grupo están las siguientes semillas: alfalfa, alforfón, fenogreco, garbanzos, guisantes, judías blancas, judías azuki, judías mungo, lentejas y trébol.

Alfalfa

Son pequeñas, del tamaño del ojo de una aguja y de color tostado. A menudo se las confunde con granos pero se trata de legumbres. La alfalfa es originaria del norte de África y actualmente se cultiva en todo el mundo.

Las semillas de cultivo biológico pueden encontrarse en casi todos los establecimientos de comida naturista. Los germinados de alfalfa contienen vitaminas A, B, C, E y K, además de calcio, magnesio, potasio, hierro y los oligoelementos selenio y zinc. Bajo luz indirecta desa-

Valor nutritivo de los germinados y de los brotes jóvenes
(100 g de brotes del alfalfa deshidratada)

Vitaminas		Minerales	
A	Hasta 44.000 u.i.*	Fósforo	250 mg
D	1.040 u.i.	Calcio	1.750 mg
E	50 u.i.	Potasio	2.000 mg
K	15 u.i.	Sodio	150 mg
C	176 mg	Cloro	280 mg
B_1	0,8 mg	Azufre	290 mg
B_2	1,8 mg	Magnesio	310 mg
B_6	1,0 mg	Cobre	2 mg
B_{12}	0,3 mg	Manganeso	5 mg
Niacina	5 mg	Hierro	35 mg
Ácido pantoténico	3,3 mg	Cobalto	2,4 mg
Inositol	210 mg	Boro	4,7 mg
Biotina	0,33 mg	Molibdeno	2,6 ppm**
Acido fólico	0,8 mg		

Otras sustancias		Otros minerales (trazas)
Fibras	25%	Níquel
Proteinas	20%	Estroncio
Grasas solubles	3%	Plomo
		Paladio

* u.i.: unidades internacionales
** ppm: partes por millón
Fuente: Gelinau, Claude, *Los germinados en la alimentación*, Integral, Barcelona, 1997.

rrollan clorofila, lo cual incrementa su valor nutricional. Es la semilla germinada más consumida por su agradable sabor y su gran riqueza vitamínica. Puede constituir la base de nuestros platos frescos cotidianos, como sustituto de la clásica lechuga. Sola o acompañada, mezclada con legumbres, pasta o arroz es siempre una semilla deliciosa y muy fácil de germinar en casa.

Alforfón (o trigo sarraceno)

Es muy rico en minerales y vitaminas (especialmente en vitamina E y en complejo de vitamina B). El trigo sarraceno no es propiamente un cereal. Se le estima por su aporte de *rutina*, sustancia que fortalece las paredes de las arterias, reduce la presión sanguínea y ayuda a aliviar las varices.

Tomar alimentos ricos en rutina compensa cualquier debilidad en el sistema vascular, siendo particularmente valiosa cuando la persona que lo ingiere padece de rotura de capilares o de vasos sanguíneos. Este efecto se incrementa todavía más si se ingiere la rutina combinada con vitamina C, ya que se establece entre ambas sustancias una simbiosis muy eficaz en la prevención de rupturas de vasos sanguíneos en general.

La combinación de trigo sarraceno con soja, cebada o trigo es totalmente completa en aminoácidos y constituye una valiosísima fuente de carbohidratos complejos, necesarios para empezar el día.

El alforfón germina a los dos o tres días. Para obtener un germinado exquisito se deja quince minutos en remojo y se lava cada hora durante cuatro horas; después, sólo se lava tres veces al día. Es necesario eliminar las semillas germinadas que hayan perdido su color natural. Puede germinarse junto con otras semillas como el trigo, el centeno y los guisantes. Dejándolo cuatro o cinco días expuesto a la luz sintetiza clorofila. Aporta gran cantidad de calorías, por lo que es ideal en los meses de invierno.

Fenogreco

Es una semilla pequeña de color ligeramente tostado y con un agradable olor a hierba. Es originario del Asia occidental. El fenogreco es un limpiador sanguíneo y renal con un cierto sabor picante que realza toda clase de platos. Contiene fósforo, hierro y oligoelementos en abundancia. Los germinados de fenogreco estimulan las funciones digestivas y el funcionamiento del hígado. Es también una semilla muy recomendable para personas que quieran aumentar su peso corporal (pero no en forma de grasa), quienes realicen trabajos físicos intensos y para mujeres embarazadas. También se le atribuyen propiedades de elevar la energía sexual.

Se recomienda consumirlo lo más fresco posible. Si pasados unos días de la germinación los brotes adquieren un color pardo, es probable que se haya intensificado excesivamente su sabor y no lo podamos tomar.

Garbanzos

Son originarios de Oriente medio, donde constituyen un elemento básico de la dieta. También en la India y en todo el hemisferio occidental se cultivan en gran cantidad. Los garbanzos biológicos se pueden encontrar en tiendas de alimentación naturista.

Antes de germinarlos, descarte todas las semillas que hayan perdido su color natural, los garbanzos rotos y los que no tengan la piel. Los garbanzos se pueden germinar junto con lentejas y trigo para completar sus nutrientes y mejorar su sabor. Los brotes de garbanzo son ricos en carbohidratos, fibra, calcio y proteína. También proporcionan magnesio, potasio y vitaminas A y C. Pueden usarse para hacer manteca al estilo oriental y para ensaladas, paté, salsas o pan.

Guisantes

Son legumbres originarias de la costa mediterránea. Los guisantes verdes (y también los amarillos) se pueden encontrar en tiendas de alimentación biológica y en supermercados. Utilice siempre guisantes enteros, los que están partidos no germinan. Su ingestión permite obtener proteínas, carbohidratos, fibra, vitamina A, así como minerales vitales para la salud como hierro, potasio y magnesio. Los guisantes verdes proporcionan además clorofila. Con ellos podrá preparar salsas, sopas y aderezos para ensaladas.

Judías blancas o frijolillos

Las judías de tamaño mediano con un punto negro son legumbres ricas en proteínas, vitaminas A y C, magnesio y potasio. Como brotes, son sorprendentemente sabrosos y se preparan en ensaladas de varios germinados, junto a platos a base de cereal en grano.

Conviene consumirlas en poca cantidad y masticarlas muy bien. Para que resulten más suaves es recomendable lavarlas y eliminar la cáscara externa.

Acompañan muy bien las verduras al vapor o estofadas. En invierno son ideales porque aportan calor y energía, además de todas las proteínas necesarias para mantener una perfecta actividad física.

Judías azuki

Son judías rojas y pequeñas, de tamaño parecido al de las judías mungo, que se cultivan desde hace siglos en China, Japón, Corea y en el lejano Oriente. Se encuentran en casi todas las tiendas de alimentos biológicos y establecimientos de comida oriental.

Los brotes de judías azuki contienen todos los aminoácidos esenciales (proteínas completas), hierro y vitamina C entre otros nutrientes. Germinada, la judía azuki tiene un gran poder terapéutico en los casos de riñones poco activos y se muestra eficaz en personas con tendencia aprensiva. Su sabor es parecido al de los germinados de judía mungo.

Los germinados de judías azuki tienen multitud de usos culinarios por su sabor suave y textura crujiente. Se consumen en ensaladas, junto con verduras salteadas, en forma de bebidas y en bocadillos vegetales.

Judías mungo

Popularmente conocidas como soja verde, son consumidas en los países del lejano Oriente desde hace cientos de años. Son pequeñas, verdes y pueden adquirirse en cualquier tienda de productos biológicos o en establecimientos de alimentación oriental.

Las judías mungo germinadas contienen proteínas, especialmente el aminoácido *metionina*, que tiene un efecto relajante en el cuerpo. También son ricas en vitamina C, hierro y potasio. El consumo de judías mungo germinadas (y también sin germinar) puede sustituir o complementar una dieta carente de productos de origen animal.

Es conveniente lavarlas con agua una vez germinadas para que se desprenda la cáscara que las cubre. La germinación de soja verde es especialmente sensible a la luz directa. La soja verde puede enjuagarse hasta cuatro veces por día; de esta manera crece más rápidamente y tendrá un gusto más dulce. Puesto que a los cuatro o cinco días la judía mungo, la lenteja, el fenogreco y la soja están listas, estas semillas pueden mezclarse entre sí. En el mismo recipiente tendremos una ensalada de germinados lista para consumir.

Valor nutritivo de germinados de judía mungo (para 100 g)	
Calcio	10 mg
Carotene	25.u.i.
Grasas	0,1 mg
Hierro	2,0 mg
Fosfatos	52 mg
Proteinas	2,8 mg
Sodio	6 mg
Azúcar	1,3 mg
Vitamina A	8 u.i.
Vitamina B_1	0,15 mg
Vitamina B_2	0,06 mg
Vitamina C	30 mg
Análisis aproximado	100%
Humedad	5,27%
Grasas	48,44%
Proteínas	28,20%

Fuente: Gelineau, Claude, *Los germinados en la alimentación*, Integral, Barcelona, 1997.

Lentejas

Provienen del Asia central, son pequeñas, con forma redondeada y plana. En casi todas las tiendas de alimentos biológicos encontrará lentejas de cultivo ecológico. Utilice lentejas verdes para germinar en casa porque a las rojas se les saca la piel tras su recolección. Las lentejas en brote tienen gran riqueza en proteínas, hierro y vitamina C.

Como todas las legumbres, hay que masticarlas muy bien y consumirlas en cantidad moderada. Se pueden añadir a sopas y potajes una vez servidos en la mesa. De este modo tomamos los germinados crujientes y con toda su riqueza vitamínica, además de enriquecer nuestra alimentación con fibra y proteínas que nutren sin sobrecargar el funcionamiento normal del hígado.

Trébol

El trébol aporta abundante beta-caroteno (provitamina A) y una gran cantidad de oligoelementos. La mejor variedad para germinar es el trébol encarnado.

Sintetiza abundante clorofila, igual que la alfalfa, y sus brotes son largos y finos.

Se puede germinar en tarro de cristal, en bolsa o en plato. Es suficiente que esté tres horas en remojo antes del proceso de germinación.

Características de germinación de las semillas leguminosas

Semilla	Medida aprox. (cuch. sop.)	Horas en remojo	Lavados al día	Maduración (días)
Alfalfa	3 - 4	4 - 6	2 - 3	4 - 6
Alforfón	2	1 - 4	2 - 3	2 - 3
Fenogreco	2 - 3	4 - 8	2	3 - 6
Garbanzo	2	8 - 12	3 - 4	2 - 4
Guisantes	2	12	2 - 3	2 - 3
Judías	2	12	3 - 4	3 - 6
Judías azuki	3 - 4	12	3 - 4	3 - 5
Judías mungo	3 - 4	12	3 - 4	3 - 6
Lentejas	3 - 4	12	2 - 3	2 - 4
Trébol	2	4 - 6	2 - 3	4 - 5

Debido a su consistente sabor es mejor consumir en poca cantidad y mezclado con otras semillas en ensaladas, bocadillos y sopas.

Cereales

Se destacan: la avena, el arroz integral, el cebada, el centeno, el maíz, el mijo y el trigo.

Arroz integral

Germinado es muy rico en vitamina B, fósforo, potasio, magnesio, sodio, calcio y silicio. Ayuda a la conservación en perfecto estado de huesos y dientes. Es un cereal muy equilibrado en cuanto a su composición (hidratos, grasas y proteínas).

Germina fácilmente siempre que haya sido secado de forma natural. Si se le ha aplicado calor artificialmente pierde su capacidad germinativa. A veces puede que se hinche y no le surja brote, pero se puede consumir igualmente. Es muy bueno para añadir a sopas y para hornear.

Avena

La avena tiene un alto contenido de silicio, elemento necesario para el desarrollo de las estructuras musculares, cerebrales y nerviosas. Es rica en vitamina B y E, proteínas, carbohidratos, fibra y minerales. El proceso de germinación es similar al del trigo. Según el grado de calor, necesita tres o cuatro días. Es la semilla germinada más recomendable en caso de trastornos nerviosos, depresiones y alteraciones del sueño. Se puede consumir aunque no haya brotado el tallo.

Cebada

En la Grecia antigua se comía para desarrollar cuerpos fuertes, por su alto contenido de calcio orgánico. La cebada además provee al cuerpo de calor y favorece el desarrollo de una cierta cantidad de grasas. Es el cereal más apropiado para el invierno, sobre todo para los desayunos y se recomienda a las personas que les cuesta subir de peso; en este caso puede reforzarse el efecto consumiéndola junto con dátiles y pasas. Igual que la avena, se puede consumir aunque no haya salido el tallo.

Centeno

Proviene del Asia occidental y del Oriente medio. De todos los cereales, el centeno es el más consistente. Puede adquirir granos de centeno enteros en las tiendas de alimentación biológica. Se parece al trigo, tanto en tamaño como en forma, aunque su color es gris. Los brotes de centeno tienen un sabor dulce que indica una alta presencia de carbohidratos. También contiene proteínas, fósforo, potasio, magnesio y las vitaminas B y E. Se pueden germinar junto con lentejas y trigo para obtener una mezcla sabrosa.

Coma centeno germinado en el desayuno, ensaladas, panes, tartas y leche. Su alto contenido de vitamina E, lo convierte en el cereal idóneo para el corazón, los músculos y el aparato reproductor.

Maíz

Proviene de América y se le atribuyen propiedades de dar mayor vigor y resistencia con un consumo regular.

Es un cereal con un alto contenido en magnesio, elemento químico necesario para conservar la tensión muscular especialmente en el tracto intestinal. Es un germinado que genera movimiento y fortaleza.

Se aconseja utilizar maíz dulce para germinar y desechar las cascarillas del maíz germinado.

Mijo

Es un cereal conocido desde la antigüedad. Se sabe que en el año 500 a.C. Pitágoras lo recomendaba a los vegetarianos griegos. En investigaciones arqueológicas se ha descubierto que era conocido incluso por el hombre prehistórico.

Su alto valor nutritivo ha sido reconocido por notables investigadores como el doctor Kellogg, fundador del balneario *Battle Creek Sanitarium*, conocido por sus sanos desayunos a base de cereales integrales. El mijo contiene un buen balance de aminoácidos esenciales y es rico en minerales, sobre todo en calcio y en vitaminas, especialmente riboflavina y lecitina, sustancia indispensable para la salud de las neuronas.

Para germinar es mejor utilizar el que lleva cáscara. El germinado de mijo también se puede consumir aunque no le brote el tallo.

Trigo

Es, sin duda, la base de la alimentación mundial, puesto que proporciona a la humanidad muchas más proteínas y calorías que cualquier otro comestible. El grano de trigo para germinar es muy fácil de encontrar, ya que casi todas las tiendas de comida biológica disponen de él. La mejor variedad para tal propósito es el trigo suave de primavera.

El trigo germinado es rico en proteínas, magnesio, fósforo y vitaminas B y E. También contiene carbohidratos, productores de energía. Añádalo a las ensaladas, o utilícelo para hacer leche, postres, pan y cereales.

Características de germinación de los granos de cereal

	Cantidad aprox. (tazas)	Horas en remojo	Lavados al día	Maduración (días)
Arroz integral	1	12 - 15	2 - 3	1 - 3
Avena	1	12	1 - 2	2 - 3
Cebada	1	6 - 10	2 - 3	1 - 2
Centeno	1	12	2	2 - 3
Maíz	1	12	2 - 3	2 - 3
Mijo	1	8	2 - 3	2 - 3
Trigo	1	12	2	2 - 3

Oleaginosas

Destacamos las siguientes: almendras, lino, pipas de calabaza, pipas de girasol y sésamo.

Almendras

Provienen de Persia, donde se han cultivado durante siglos. El contenido proteico de los germinados de almendra es elevado. Entre todos los frutos oleaginosos, las almendras son uno de los más fáciles de digerir, especialmente después de las 24 ó 48 horas de su germinación. Ganan en grosor, no en altura, como las pipas de calabaza, y son un medio excelente para obtener proteínas, calcio, potasio, fósforo, magnesio y grasas, además de vitaminas B y E.

Los brotes de almendra tienen una textura crujiente y se utilizan para preparar aliños de ensalada, bebidas, yogur, quesos, patés, panes, cereales, tortas y postres.

Pipas de calabaza

Están entre las semillas más valoradas para germinar. Las mejores se cultivan en los climas más cálidos del mundo. Las pipas de calabaza peladas tienen un color verde oscuro; son mayores y más sabrosas que las de girasol. Contienen proteínas de alta calidad, grasas, vitamina E, fósforo, hierro y zinc –un oligoelemento que a menudo escasea en nuestra dieta–. Puesto que siempre se germinan peladas, requieren de muy poco tiempo. De hecho, el mejor momento para su consumo es a las 24 horas de ponerlas a germinar, cuando se hinchan (no crecen hacia arriba como en las demás semillas). Puede añadirlas a las ensaladas, hacer paté de germinados, yogur, quesos, postres y bebidas.

Pipas de girasol

Son semillas pequeñas y grises que se esconden bajo la cáscara. Si quiere hacerlas germinar en casa puede encontrarlas en tiendas de comida biológica.

Las semillas de girasol germinadas son muy alimenticias ya que contienen proteínas, grasas, vitaminas B y E y además proporcionan minerales como el calcio, el hierro, el fósforo, el potasio y el magnesio. Los brotes de girasol se pueden incluir en sabrosas salsas para ensaladas, quesos, leche, patés de germinados, dulces y postres. Son una fantástica fuente de proteínas y vitaminas A, D y E; tienen un agradable sabor a avellanas.

El método más sencillo es dejarlas en remojo toda una noche y germinando durante cuatro o cinco horas. Transcurrido este tiempo les surge un pequeño brote y aumentan de tamaño, lo que indica que están en el mejor momento para ser consumidas.

Semillas de lino (o linaza)

Tienen un alto contenido en ácidos grasos, también conocidos como vitamina F. Son sustancias vitales para el buen funcionamiento del metabolismo. Dado que al dejarlas en remojo producen un *mucílago* (especie de gel) que impide su germinación, el proceso debe hacerse en bandejas de tierra para poder consumir sus brotes.

Sésamo

Provienen de la India; en la actualidad existen plantaciones por todo el mundo. Las variedades clara y tostada se venden tanto peladas como sin pelar. Es preferible que las compre sin pelar y sin tostar y de cultivo biológico para poderlas germinar, pues las semillas con piel suelen tratarse con disolventes químicos.

Las semillas de sésamo son ricas en fibra, proteínas, grasas, vitaminas B y E. En ellas hay gran cantidad de minerales, especialmente magnesio, potasio, hierro, fósforo y calcio. De hecho, la leche que se puede hacer con semillas de sésamo contiene casi tanto calcio como la leche de vacuno. Sus semillas son tan pequeñas que brotan tras un tiempo muy corto, normalmente de uno a tres días. Si las deja germinar por más tiempo, su sabor se torna amargo. El sésamo en brotes es un componente básico de la dieta viva y rica en enzimas nutritivos. Con él podrá hacer leche, quesos, yogures, aderezos para ensaladas, panes, cereales y dulces.

Características de germinación de las oleaginosas

Semilla	Medida aprox. (taza)	Horas en remojo	Lavados al día	Maduración (días)
Almendra	1	10 - 12	2 - 3	1 - 2
Calabaza	1	4	2	1 - 2
Girasol	2	4	2	3 - 4
Lino	1	No necesita	No necesita	0 - 5
Sésamo	1	6 - 8	3 - 4	2 - 3
Zaragatona	1	No necesita	No necesita	4 - 5

Nota: El lino y la zaragatona sólo pueden germinar en tierra.

Crucíferas

Berro

Es muy rico en minerales y vitaminas; hierro, fósforo, manganeso, cobre, zinc, yodo, calcio y vitaminas A, B$_2$, E y, sobre todo, vitamina C (100 g de berros germinados contienen 100 mg de vitamina C). Su riqueza en minerales lo convierte en un alcalinizador de la sangre, neutralizando el exceso de toxinas. Actúa como depurador de la sangre y regula el metabolismo al aportar hierro y yodo. Es el germinado más apropiado para consumir en los cambios de estación (primavera y otoño, especialmente) pues contribuye a limpiar el organismo y a compensar diversos trastornos de la piel. Es delicioso en ensalada y constituye un complemento ideal junto con la mostaza, para acompañar huevos duros o pasados por agua.

Col

Son cada vez más populares. Se pueden germinar en combinación con alfalfa, rábano o lentejas. Las semillas de col y de col china se pueden adquirir en muchos establecimientos especializados en semillas.

A menudo, se trata de las mismas semillas que los jardineros y agricultores usan para cultivar sus coles. Así que es mejor asegurarse de comprar semillas de cultivo biológico.

La col y su semilla son una excelente fuente de vitamina A, C y ácidos grasos esenciales, junto con oligoelementos tales como el yodo y el azufre; además desarrolla clorofila en cuanto madura.

Los brotes de col y sus mezclas pueden consumirse en ensaladas, bocadillos, bebidas vegetales, patés de germinados y sopas.

Mostaza

Se deben comer en poca cantidad, siendo más bien un condimento junto a otros germinados. Es eficaz para tratar trastornos del aparato digestivo, como gastritis, enteritis, etcétera.

Combina muy bien con berros y alfalfa. Es rica en vitamina C, proteínas y lípidos. Tiene un sabor picante, nada desagradable pero que no tiene nada que ver con la mostaza condimento. Es un germinado adecuado para consumir en bocadillos, ensaladas o sopas y también para hacer zumos.

Rábano

Tiene un sabor ligeramente picante, de agradable efecto estimulante. Desarrolla abundante clorofila. Ayuda a la digestión de los alimentos, al aumentar la producción de bilis y su evacuación a través de la vesícula biliar, por lo que es muy recomendable para aquellas personas con dificultad para digerir las grasas.

Actúa a su vez como calmante de la tos irritante, ayudando al organismo a deshacerse del exceso de mucosidad.

El rábano germinado se puede consumir crudo en forma de ensalada, en patés vegetales, junto a queso o requesón y también en salsas.

El rabanito es una variedad de tamaño más pequeño, de color rojo intenso. Su sabor y sus propiedades son más suaves que las del rábano.

Características de germinación de las semillas crucíferas

Semilla	Medida aprox. (cuch. soperas)	Horas en remojo	Lavados al día	Maduración (días)
Berro	2		2 - 3	4 - 5
Col	2	4 - 6	2 - 3	4 - 5
Mostaza	2 - 3		2 - 3	4 - 5
Nabo	1	4 - 6	2 - 3	3 - 5
Rábano	1	4 - 6	2 - 3	4 - 5

Descubriendo nuevos germinados
Amapola

Los germinados de las semillas de amapola son algodonosos y de color ocre. Su sabor es muy particular, pero agradable: da la sensación que llevarse un plato de flores silvestres a la boca.

Cebolla

Los germinados de cebolla tienen el mismo sabor que la cebolla tierna. Sus tallos son largos y verdes; resultan muy apropiados para añadir a las ensaladas y a los bocadillos vegetales. Tiene propiedades diuréticas y depurativas, por lo que es conveniente aumentar su consumo en los cambios de estación.

Cebollino

Tarda en germinar ocho días aproximadamente. Su sabor delicado recuerda al de la cebolla, pero es más digestivo. Ejerce una acción beneficiosa sobre los riñones. Se puede tomar como aperitivo.

Hinojo dulce

Necesita de diez a doce días para germinar. Tiene propiedades digestivas y evita los gases intestinales. Muy agradable por su sabor anisado, es ideal como sazón de potajes, legumbres y en ensaladas.

Jaramago

La duración del proceso de germinación del jaramago es de cuatro a cinco días. Rico en vitamina C, tiene un gusto agradablemente picante.

Perifollo

Germina en ocho días. Contiene vitamina C y provitamina A. Calma la tos y evita las malas digestiones. Su sabor anisado permite suavizar sabores más fuertes de otros alimentos. Se usa para perfumar las tortillas, las sopas, las ensaladas y las tartas de frutas.

Verdolaga

El tiempo de germinación de la verdolaga es de cuatro o cinco días. Es ligeramente laxante, resulta deliciosa en ensaladas y tiene un bonito color púrpura.

Advertencia

Las verduras de la familia de las solanáceas, concretamente sus partes verdes, contienen alcaloides, sustancias que pueden resultar tóxicas, por lo que no aconsejable germinar las semillas de berenjena, patata, tomate y pimiento.

Aplicaciones culinarias para cada grupo de semillas

Leguminosas

Las semillas leguminosas son ideales para consumir en forma de paté o mantecas vegetales (especialmente los garbanzos). En las sopas en invierno son un aporte fantástico de carbohidratos y proteínas completas de muy buena calidad. Añadidas a las verduras estofadas (cuando ya hemos apagado el fuego) enriquecen el plato además de convertirlo en un manjar muy nutritivo.

Las legumbres germinadas se deben masticar especialmente bien para que resulten más digestivas. La alfalfa es la legumbre más consumida del grupo de las leguminosas por su alto contenido en minerales y su suave sabor, que lo hace fácil de combinar con cualquier otra semilla germinada.

Cereales

Los cereales germinados combinan muy bien con otros cereales, ya sea en forma de copos o en grano. Son los germinados más apropiados para hacer pan y repostería (aunque debe tener en cuenta que cocinados pierden su propiedad de alimento vivo).

Los bocadillos vegetales a base de cereales, además de muy sanos, son deliciosos. Pueden estar presentes en todas las estaciones del año en las nuestras ensaladas.

Oleaginosas

Las semillas oleaginosas son siempre una alternativa fácil y rápida para consumir germinados frescos diariamente, gracias a su corto tiempo de germinación.

En la ensalada diaria, en los cereales del desayuno, y como pequeños bocados son las semillas ideales. Otra fórmula deliciosa es consumirlas con yogur o kéfir y preparar salsas con ellas.

Crucíferas

Las semillas crucíferas, debido a su intenso sabor, es mejor germinarlas junto con otras semillas (la alfalfa, por ejemplo).

Solas constituyen un perfecto aderezo de los demás alimentos. Por ejemplo, a las ensaladas, los bocadillos vegetales y las salsas aportan un sabor picante, exótico y muy estimulante.

Indicaciones terapéuticas de algunos germinados

Alfalfa	Es remineralizante, sirve para combatir la fatiga y la debilidad. Se aconseja su consumo durante el embarazo.
Berro	Se reconoce como muy efectivo para combatir la fatiga primaveral.
Fenogreco	Refuerza el organismo y se prescribe para levantar el ánimo decaído.
Judía mungo	Adecuada como complemento en regímenes de adelgazamiento, o en los tratamientos de osteoporosis, artrosis y anemia. Fortalece el sistema nervioso y contribuye a rebajar el exceso de colesterol.
Lenteja verde	Se recomienda su consumo para personas con una intensa actividad física o mental, así como para personas nerviosas. Retrasa el envejecimiento.
Mostaza	Se aconseja en trastornos del sistema digestivo. Normaliza los estados inflamatorios.
Rábano	Sirve para combatir digestiones pesadas. Suaviza y calma la tos seca. Ablanda las mucosidades.
Rabanito	Por su abundante producción de clorofia, se prescribe en los tratamientos de insuficiencia biliar, así como para la mejor digestión de las grasas.
Trigo	Sirve para tratar trastornos nerviosos y emocionales. Es un excelente regenerador celular. Previene las infecciones y remineraliza (muy recomendable en los casos en que se consume poca verdura y fruta, por su aporte de clorofila).

Combinar semillas

Para germinar combinaciones de semillas siga los métodos indicados para el cultivo de una sola variedad. Atienda estas dos reglas básicas:

1. En primer lugar, mezcle semillas que tengan un mismo período de maduración. Si una de las semillas está dispuesta a los dos días, elija compañeras que maduren en dos o tres días también.

    Así, germinados como la alfalfa, el rábano, las judías mungo y otras especies que tardan de cuatro a seis días en germinar, pueden combinarse entre sí. Otros, como el girasol, el frijolillo y el garbanzo se pueden consumir, tanto al poco tiempo como pasados algunos días, de modo que se pueden combinar con los brotes que tardan más en madurar, igual que con los de corta maduración.

2. Considere el sabor resultante al combinar cantidades de semillas de distintas especies. Por ejemplo, el rábano, el fenogreco o la mostaza, que son picantes, pueden combinarse con un 80% de alfalfa o de otros germinados suaves.

Bajo coste

Realizar el cultivo de germinados en casa cuesta muy poco y procura gran riqueza de proteínas, vitaminas y oligoelementos.

Es el alimento que resulta más barato en relación con su valor nutricional.

Cuidado básico

El cuidado básico de los germinados consiste en:

- Mantener la humedad durante todo el proceso y asegurarse de que tienen adecuados drenaje y circulación del aire.
- Disponer una repisa cerca de la pila de fregar de su cocina o del lugar donde enjuaga las semillas. Se trata de que los brotes conserven la humedad sin que por ello se inunde todo el recipiente.
- Unos cuidados mínimos lograrán que sus germinados broten de forma saludable. Los germinadores específicos para esta labor permiten que los germinados presenten un aspecto invariablemente sano porque drenan el agua en su justa medida y crecen en el medio ideal, sin tener que manejarlos demasiado (es recomendable no manipular los brotes más de lo imprescindible).
- Como la mayor parte de las plantas, los brotes maduran más rápidamente en un clima cálido. Cuando haga calor es conveniente que aleje los germinados de la luz directa del atardecer, puesto que el exceso de calor añadido al del ambiente puede hacer que los brotes se cocinen literalmente. En cambio, la luz indirecta y el equilibrio adecuado de las horas de penumbra son condicionantes necesarios para que los brotes reverdezcan.
- Hay que ser cuidadosos al enjuagar y retirar el agua. Con un poco de paciencia y práctica, cultivará fácilmente estupendos brotes.

Germinaciones combinadas

Semillas y porcentajes[1]	Días de germinación
Alfalfa	
• 80% de alfalfa, 10% de rábano, 10% de fenogreco	4 - 6
• 70% de alfalfa, 20% de fenogreco, 10% de col	4 - 6
• 75% de alfalfa, 25% de trébol	4 - 6
• 70% de alfalfa, 20% de alubias, 10% de fenogreco	4 - 6
• 50% de alfalfa, 30% de trébol, 15% de col, 5% de mostaza	4 - 6
• 50% de alfalfa, 40% de trébol, 10% de mostaza	4 - 6
• 20% de alfalfa, 70% de trébol, 10% de rábano	4 - 6
• 20% de alfalfa, 60% de trébol, 20% de lentejas	4 - 6
Avena	
• 50% de avena, 25% de pipas de girasol[4], 25% de semillas de calabaza	1[6]
Calabaza	
• 50% de semillas de calabaza, 30% de pipas de girasol[4], 20% de sésamo	1[6]
Garbanzos	
• 60% de garbanzos[2], 40% de soja	3 - 4
• 50% de garbanzos[2], 50% de soja	3 - 4
Girasol	
• 75% de pipas de girasol[4], 25% de lentejas	2 - 3
• 75% de pipas de girasol[4], 25% de guisantes	2 - 3
• 60% de pipas de girasol[4], 20% de trigo, 20% de guisantes	2 - 3
• 50% de pipas de girasol[4], 20% de almendras, 20% de semillas de calabaza, 10% de sésamo	2 - 3

Germinaciones combinadas (continuación)

Semillas y porcentajes[1]	Días de germinación
Guisantes	
• 70% guisantes, 20% trigo[3], 10% alforfón	2 - 3
• 50% de guisantes, 25% de lentejas, 25% de pipas de girasol[4]	2 - 3
• 25% de guisantes, 25% de pipas de girasol[4], 25% de trigo[3], 25% de lentejas	3
Lentejas	
• 50% de lentejas, 50% de guisantes	2 - 3
• 40% de lentejas, 30% de trigo[3], 30% de pipas de girasol[4]	2 - 3
Soja	
• 50% de soja[2], 30% de alubias, 30% de judías mungo	3 - 4
Trigo	
• 50% de trigo[3], 30% de centeno, 20% de alforfón[5]	2
• 50% trigo[3], 40% guisantes, 10% alforfón[5]	2

Notas:
1. Algunas mezclas con alfalfa necesitan de seis a ocho horas en el primer remojo, mientras que otras requieren entre ocho y doce horas.
2. Es preferible consumir las legumbres de mayor tamaño, justo cuando acaban de germinar o bien cocidas ligeramente al vapor. Cuando ya tienen un tallo considerable es mejor tomarlas en pequeñas cantidades.
3. O bien alforfón como alternativa.
4. La cáscara de las pipas debe eliminarse después de germinar.
5. Si se emplea alforfón con cáscara hay que eliminar las semillas que hayan perdido su color.
6. Algunas semillas de estas mezclas no germinarán, pero el resultado final es igualmente sabroso y nutritivo.

Fuente: Suplemento de la revista *Cuerpomente*.

Recolectar y guardar los germinados

- Los germinados que no vaya a utilizar inmediatamente puede envasarlos en un tarro limpio de vidrio con tapa, o bien en una bolsa sellable de plástico. Después, puede conservarlos en la nevera en la zona de las verduras (más arriba pueden cristalizarse). Si esos brotes se han pelado debidamente y se ha drenado toda el agua, al guardarlos de esta manera duran en perfecto estado de siete a diez días, creciendo lentamente hasta que usted decida consumirlos.
- Las judías azuki, la alfalfa, la col, el trébol, el fenogreco, las judías mungo y el rábano son especies que saben mucho mejor sin la cáscara. Además, sin ella los brotes se conservan en la nevera durante mucho más tiempo.
- Si los germinados se utilizan para hacer zumos, pueden pasarse por la licuadora con cáscara incluida.
- Las lentejas y los guisantes no necesitan ser pelados antes de su consumo o almacenamiento. Sus pieles son delicadas y no se separan con facilidad de las semillas, de modo que lo más sencillo es dejarlas donde están y retirarlas posteriormente, como se explica a continuación.
- Para pelar germinados, coloque el recipiente sobre el fregadero y llénelo hasta la mitad con agua fresca. Agite suavemente los germinados con los dedos, para que la piel se levante. Casi todas las cáscaras saldrán a flote, mientras que algunas se precipitarán al fondo. Aparte las cáscaras que flotan y retírelas con una cuchara o un colador. Evite remover las cáscaras del

fondo. Con las palmas de las manos muy extendidas, recoja con cuidado los brotes ya pelados; póngalos en un escurridor y cúbralos con un paño limpio. Pasadas dos horas, guárdelos en el frigorífico.

Elegir las semillas

Las semillas de cultivo ecológico a menudo tienen un aspecto menos limpio y brillante que las semillas que compramos en los supermercados, pero con un rápido lavado eliminará toda la suciedad exterior. Las semillas que se cultivan orgánicamente no se tratan con sustancias químicas. Son granos equilibrados que se desarrollan sobre un suelo equilibrado. Lo que protege a las plantas de las enfermedades, las plagas y otros peligros es precisamente ese equilibrio natural.

Las semillas que crecen de modo inorgánico proceden de un suelo altamente fertilizado con productos químicos. El cultivo con estos productos destruye con facilidad las tierras de primera calidad, además es potencialmente dañino para el cuerpo humano.

Si puede encontrar semillas de cultivo ecológico, su búsqueda habrá valido la pena.

Eventuales problemas

- El problema más frecuente es que los germinados se pudran. Las malas semillas, los enjuagados inconstantes, el exceso de calor, el agua insalubre y la ventilación inadecuada son las causas más habituales. Si retira con cuidado las semillas rotas o partidas, reducirá al mínimo las posibilidades de que su cosecha de germinados se estropee.

- Si al colocar las semillas en remojo observa insectos flotando en la superficie, deseche todo el paquete de semillas, no sólo las de la jarra. Lo mejor es guardar cada especie de semilla sin germinar en su propio recipiente de plástico o cristal con su tapa, evitando que los insectos de un grupo se cuelen en el envase de otro grupo de semillas. La plaga más común son los gorgojos, que actúan atacando el germen de las semillas. Aunque el daño causado no es visible, el brote estará en mal estado desde el momento mismo de germinar. De modo que ¡atención a los insectos!
- De vez en cuando también aparece una semilla diferente, a la que le cuesta mucho germinar. Este tipo de semilla no germina enseguida: es un mecanismo de la naturaleza para resistir condiciones extremas, tales como inundaciones o sequías. Incluso si la mayor parte de las semillas de un ecosistema se pierde, resistirá y germinará mucho más tarde de lo que hubiera germinado en condiciones ideales. Tienen el mismo aspecto que las otras semillas, pero permanecen duras como piedras.
- Existe un problema potencial que tiene que ver poco con la calidad de las semillas: se trata de la temperatura ambiente del lugar de germinación. Si el calor (tanto fuera como dentro) aumenta, refrigere la habitación y enjuague sus brotes más a menudo, incluso de cuatro a cinco veces al día, si es necesario. En caso

de utilizar una germinadora, es conveniente que compruebe cada vez que los riega con agua fría y no con agua caliente.
- La contaminación o insalubridad del agua que emplea para regar las semillas es otra variable a tener en cuenta. Si tiene la certeza de que sus semillas son de calidad porque ya ha cultivado con éxito otras veces con ellas, y si no hay exceso de calor en la habitación, pruebe entonces a filtrar el agua que emplea para regar las semillas, o a sumergirlas en agua mineral sin gas.
- Es posible que los brotes cosechados tengan un sabor amargo, una mala textura o huelan mal. En este caso, es posible que haya pasado su punto de maduración, por lo que deberá remojar menos tiempo las siguientes semillas (cuanto más grande sea el grano, más tiempo podrá estar en remojo) o bien acortar el período de germinación. En el caso de las judías mungo o de las judías azuki, asegúrese de no exponerlas a la luz, a menos que las cultive combinadas con otros germinados.
- También una ventilación insuficiente puede ser la causa de que se estropee el proceso de germinación.
- En ocasiones quedan restos de agua en el fondo del envase; este exceso de líquido provoca la descomposición de los germinados más cercanos. Esta descomposición se puede extender fácilmente a todo el contenido. Si se encuentra con este problema, deseche inmediatamente los brotes descompuestos y lave bien el resto. Si los consume al poco tiempo todavía serán comestibles.

Si compra semillas germinadas

Actualmente podemos encontrar semillas germinadas de muy buena calidad en tiendas de alimentación natural. La alfalfa, los berros, la mostaza, la judía mungo, las lentejas, el fenogreco y la cebolla son germinados que podemos incorporar a nuestra dieta aunque no tengamos tiempo para germinarlas en casa.

Lo mejor es consumir los germinados que compremos lo antes posible, así están tiernos y frescos. Cuando se amarillean y se secan nos indican que están muriéndose, o lo que es lo mismo, que pierden su vitalidad. A veces basta con pasarlos un poco bajo el grifo o bañarlos con agua fría dentro de un colador para que vuelvan a recuperar su aspecto anterior.

El paquete de germinados debe guardarse siempre en la zona baja del frigorífico, donde van las verduras y hortalizas; más arriba se congelan por exceso de frío y finalmente se mueren cuando adquieren un color blanquecino y la textura propia de la congelación.

Si los guardamos en una bolsa de plástico o en un tarro de cristal, es importante que el envase no contenga agua en el fondo pues se pudrirían los germinados. Los recipientes que utilizan las casas que comercializan semillas germinadas están agujereados por la base para impedir este problema.

Los germinados en la mesa

Cereales

Cereales con frutos secos
Ingredientes para 4 personas
1 taza de germinados de alfalfa (de cinco días)
1 taza de germinados de almendra (de uno a dos días)
$^1/_2$ taza de pasas que hayan estado en remojo
2 tazas de agua filtrada o de manantial
Rejuvelac (*véase* receta) o zumo de manzana

Bata los ingredientes durante un minuto a velocidad media.

Cereales crujientes con piñones
Ingredientes para 2 personas
1 taza de trigo germinado (de dos a tres días)
$^1/_2$ taza de sésamo germinado (un día)
$^1/_2$ taza de centeno germinado (dos días)
$^1/_2$ plátano, cortado en rodajas
2 cucharadas soperas de piñones

Mezcle los ingredientes. Sirva con leche de almendra.

Cereales de trigo germinado con ciruelas

Ingredientes para 4 personas

8 ciruelas deshuesadas

3 tazas de trigo germinado

$1/2$ manzana mediana

Ponga las ciruelas en remojo en una taza de agua durante toda la noche. Escurra y mezcle las ciruelas con el resto de los ingredientes.

También puede batir las ciruelas junto con el agua de remojo al mismo tiempo que el resto de los ingredientes y luego añadir el agua que considere conveniente hasta que presente la textura adecuada.

Ensaladas

Ensalada marinera con lentejas

Ingredientes para 2 personas

2 tazas de lentejas germinadas (tres días)

$1/4$ taza de algas secas, cortadas

$1/4$ de taza de cebolletas

$1/4$ de tomate o pimiento rojo, cortado en rodajas

$1/4$ de rama de apio, cortada

$1/4$ aguacate mediano, cortado

1 cucharadita de zumo de limón

1 cucharadita de salsa de soja (tamari)

Mezcle todas las verduras y el aguacate en un recipiente para ensaladas. Combine el zumo de limón y el tamari, luego agregue como condimento a la ensalada.

Ensalada de espinacas
Ingredientes para 4 personas
4 tazas de espinacas
1 taza de judías mungo germinadas
8 setas medianas, cortadas en rodajas finas
$1/2$ cebolla roja pequeña, cortada fina
$1/2$ taza de trigo crujiente

Deshaga las espinacas en trozos medianos. Remueva en un recipiente de ensalada con el resto de los ingredientes. Sirva con zumo de limón.

Ensalada jardinera de germinados
Ingredientes para 4 personas
4 hojas grandes de lechuga romana
1 taza de germinados de alfalfa
1 taza de hojas de alforfón
$1/2$ taza de lentejas germinadas (tres días)
1 tomate, cortado en dados
$1/2$ rama de apio, cortada
$1/2$ pimiento rojo, cortado

Deshaga la lechuga en trozos medianos. Mezcle junto con el resto de los ingredientes en un recipiente para ensaladas. Sirva con zumo de limón o salsa rusa.

Ensalada rellena
Ingredientes para 2 personas
2 tazas de germinados de alfalfa
1 taza de germinados de judías mungo
1 tomate, cortado en dados

½ aguacate mediano, cortado
1 cucharada de salsa de soja (tamari)
6 hojas de lechuga

Mezcle los germinados de alfalfa y los de judía mungo con tomate, aguacate y tamari. Enrolle los ingredientes en hojas de lechuga romana y fije con un mondadientes. Sirva sobre una capa de brotes de alfalfa con un poco de chucrut a un lado.

Ensalada de berro
Ingredientes para 2 personas
1 taza de germinados de alfalfa
un poco de berro, cortado
½ rama de apio, cortada
½ aguacate mediano, cortado en dados
1 cucharada de zumo de limón

Mezcle los ingredientes y sirva con salsa verde de primavera.

Ensalada de germinados de invierno
Ingredientes para 4 personas
½ taza de trigo germinado
½ taza de lentejas germinadas
½ taza de germinados de alfalfa
½ taza de hojas de alforfón
½ taza de hojas de girasol
½ zanahoria rayada
½ taza de cebolla roja, en rodajas finas

Mezcle todos los ingredientes en un recipiente para ensaladas. Sirva con salsa de ajo y perejil.

Ensalada cítrica de almendras

Ingredientes para 2 personas
1 naranja mediana, pelada y cortada
$1/2$ uva rosada, pelada y cortada
10 fresas medianas, en rodajas
$1/2$ taza de zumo de naranja
$1/4$ de taza de germinados de almendra

Mezcle la naranja, la uva y las fresas. Bata durante dos minutos a máxima velocidad el zumo de naranja junto con las almendras germinadas. Añada los ingredientes de la ensalada.

Ensalada de fruta deshidratada

Ingredientes para 2 personas
4 albaricoques secos, deshuesados y cortados
4 higos secos, cortados
1 pera desecada, en dos mitades
8 rodajas de manzana secada
$1/2$ taza de almendras germinadas (un día), cortadas
$1/4$ de taza de germinados de sésamo (un día)
agua

Ponga en remojo durante una noche las frutas secas. Retire el agua y resérvela. Corte la fruta y mézclela con las almendras germinadas. Bata el $1/4$ de taza del agua que reservó anteriormente junto con el sésamo germinado, durante dos minutos a velocidad máxima. Vierta sobre la ensalada a modo de salsa.

Ensalada de ciruelas y manzanas

Ingredientes para 2 personas
$1/2$ taza de germinados de almendras, cortados

2 manzanas medianas, peladas y cortadas
10 ciruelas deshuesadas y cortadas (previo remojo)
$1/4$ de coco rayado

Mezcle las almendras con manzanas y ciruelas. Espolvoree con el coco rayado.

Ensalada tropical
Ingredientes para 2 personas
1 mango mediano, pelado y cortado en dados
$1/2$ papaya, pelada y cortada en dados
$1/2$ plátano, pelado y en rodajas
$1/2$ de piñones (previo remojo durante seis horas)
$1/2$ taza de zumo de naranja

Mezcle la fruta. Bata a velocidad máxima durante dos minutos los piñones con el zumo de naranja y a continuación añádalo a la fruta.

Salsas para ensaladas

Salsa de zanahorias
Ingredientes
4 zanahorias medianas
$1/8$ remolacha
$1/2$ taza de nueces (previo remojo durante seis horas)
1 cucharada de salsa de soja (tamari)

Licúe las zanahorias y la remolacha. Bata el zumo con los otros ingredientes hasta obtener una textura suave.

Salsa cremosa de limón

Ingredientes

$1/4$ de taza de piñones (previo remojo durante seis horas)
$1/4$ de taza de agua de manantial o filtrada
2 cucharadas de zumo de limón
$1/2$ cucharada de miel

Bata los ingredientes a velocidad máxima durante dos minutos hasta que la masa obtenida presente un aspecto cremoso. Como alternativa, puede utilizar germinados de sésamo en lugar de piñones.

Salsa de ajo y perejil

Ingredientes

$1/4$ taza de germinados de girasol (de un día)
$1/8$ taza de perejil
$1/4$ de diente de ajo
$2/3$ de taza de agua de manantial o filtrada
2 cucharadas de zumo de limón
1 cucharadita de salsa de soja (tamari)

Bata los ingredientes a velocidad máxima hasta darle una consistencia cremosa.

Salsa rusa

Ingredientes

$1/2$ taza de semillas germinadas de calabaza (de un día)
$1/4$ de remolacha
$1/8$ de cebolleta
$2/3$ taza de agua de manantial o filtrada
1 cucharadita de salsa de soja (tamari)

Bata los ingredientes durante dos minutos y sirva con ensalada jardinera.

Salsa picante de rábano
Ingredientes
$1/4$ de taza de germinados de alfalfa
$1/4$ de taza de germinados de rábano
$1/4$ de tomate grande cortado en pedazos
$1/4$ de pimiento rojo cortado por la mitad
1 pizca de cayena
$1/3$ de agua
1 cucharadita de salsa de soja (tamari)

Bata los ingredientes a máxima velocidad por dos minutos.

Sopas

Gazpacho original
Ingredientes para 2 personas
3 tomates medianos
1 taza de agua de manantial o filtrada
1 taza de alfalfa germinada
$1/2$ pepino mediano
2 trozos de la parte superior de un apio
$1/2$ cebolleta
$1/2$ diente de ajo
1 ramita de perejil
$1/4$ de cucharadita de especias variadas
4 cucharadas de zumo de limón
1 poco de pimienta de chile (opcional)

Primero bata los tomates junto con el agua a velocidad media durante un minuto; Luego, bata el resto de ingredientes. Se puede servir con lentejas germinadas y pan de pizza.

Sopa de zanahorias
Ingredientes para 2 personas
6 zanahorias medianas
$1/2$ remolacha
$1/2$ pepino mediano
$1/2$ taza de alfalfa germinada

Licúe a velocidad máxima las zanahorias junto con la remolacha. Añada el pepino y la alfalfa y luego bátalos a máxima velocidad durante dos minutos. Sirva con pan de centeno.

Sopa de crema de coliflor
Ingredientes para 4 personas
$1 1/2$ tazas de flores de coliflor (media cabeza mediana)
1 taza de lentejas germinadas (de tres días)
1 taza de piñones (previo remojo de seis horas)
1 ramita de perejil
$1/2$ cucharadita de comino
2 ó 3 tazas de agua de manantial o filtrada

Bata los ingredientes a gran velocidad, añadiendo agua hasta obtener una pasta suave aunque de textura gruesa.

Sopa de crema de espinacas
Ingredientes para 2 personas
3 tazas de espinacas
$1/2$ taza de yogur de semillas, o bien $1/2$ aguacate grande

1 cebolleta
2 tazas de agua de manantial o filtrada
1 cucharada de salsa de soja (tamari)
10 setas en rodajas finas

Bata todos los ingredientes (excepto las setas) a velocidad máxima hasta obtener una pasta de textura suave. Cada ración se acompaña con setas.

Sopa de germinados
Ingredientes para 4 personas
1 taza de hojas de girasol
1 taza de alfalfa germinada
1 taza de judías mungo germinadas
1 rama de apio
1 zanahoria mediana, cortada en trozos
$1/2$ pepino mediano, cortado en cuatro trozos
1 taza de perejil
$1/8$ de taza de cebolletas, en rodajas
$1/2$ pimiento rojo, cortado en dados
$1/2$ aguacate, cortado en dados

Licúe todos los ingredientes (excepto las cebolletas, el pimiento rojo y el aguacate) a velocidad mínima. Añada el tamari, las cebolletas y el aguacate, y sirva con un plato aparte de pimiento rojo y pan de trigo.

Sopa de guisantes germinados
Ingredientes para 4 personas
300 g de guisantes germinados
80 g de pistachos

1 litro de agua de mesa
1 aguacate
1 ó 2 cucharadas de salsa de soja (tamari)
1 pizca de alga kombu, molida
pimienta negra, recién molida
perejil

Triture los pistachos y mézclelos en una fuente con el agua. Parta el aguacate por la mitad y se retire el hueso. A continuación bata su pulpa, mezclándola con los pistachos. Sazone la sopa y, al final, poco antes de servirla, triture los germinados y mezcle con los otros ingredientes.

El perejil si es de cultivo biológico puede condimentar la sopa excelentemente. También puede sustituirse por berro o champiñones frescos, picados.

En invierno esta sopa se calienta al baño maría. En verano puede servirse fría.

Bebidas

Rejuvelac

Es una bebida resultante de la maceración del grano de trigo germinado. Se recomienda su consumo por la gran capacidad para repoblar la flora intestinal (igual que todos los alimentos fermentados) y para rejuvenecer el organismo, ya que aporta clorofila y posee virtudes regeneradoras.

El consumo habitual de yogures, chucrut (col fermentada), kéfir y *rejuvelac* ayuda a combatir de la forma más natural el cansancio, las infecciones y el estreñimiento, entre muchos otros malestares, al tiempo que procura energía.

Ingredientes para 4 personas
1 taza de trigo o de otro grano (de buena calidad)
2 tazas de agua

Deje los granos en remojo de 16 a 24 horas (en verano se necesita menos tiempo). Al cabo de este tiempo vierta el agua del recipiente de remojo y utilice el trigo para germinar. Deje el agua en un lugar cálido (entre 20º C y 24º C) para que fermente durante dos o tres días. Pasados éstos, remueva el líquido fermentado y guárdelo en la nevera. Después de 24 horas pruebe y consuma cuando encuentre que el sabor es de su agrado.

Leche de almendras
Ingredientes para 4 personas
$^1/_2$ taza de germinados de almendra (de un día)
$^1/_2$ taza de piñones (previo remojo de seis horas)
4 tazas de agua de manantial o filtrada

Pase por la batidora a gran velocidad los brotes de almendra, los piñones y el agua juntos, durante dos minutos. Recoja con el colador los grumos sobrantes.

Leche de mijo
Ingredientes para 4 personas
200 g de mijo germinado
200 g de girasol germinado
$^3/_4$ l de agua de manantial o filtrada
1 pizca de alga kombu (kelp) molida (o una sal de hierbas)

Triture el mijo y el girasol con un poco de agua y sazone. Para variar, puede sustituir el alga por miel. La leche de mijo es suave y crea un entorno alcalino en el cuerpo. Su alto contenido ácido silícico reconstituye las uñas y el cabello.

Batido de sésamo
Ingredientes para 4 personas
1 taza de germinados de sésamo (de un día)
4 tazas de agua de manantial o filtrada
$^1/_2$ plátano
1 cucharada de jarabe de arce

Bata durante tres minutos los brotes de sésamo con el agua a velocidad máxima. Cuele con un buen colador de rejilla metálica para sacar la pulpa y vuelva a pasar el líquido por la batidora durante dos minutos, esta vez a velocidad media, junto con el plátano y el jarabe de arce. Sirva frío.

Leche de trigo
Ingredientes para 4 personas
1 taza de germinados de trigo (de dos días)
4 a 6 tazas de agua de manantial o filtrada
$^1/_2$ taza de pasas (previo remojo)

Bata los brotes de trigo con agua, a máxima velocidad por dos minutos. Cuele con colador de rejilla metálica, deseche la pulpa sobrante. Vuelva a batir, añada las pasas y cuele de nuevo.

Zumo de zanahoria con germinados
Ingredientes para 2 personas
6 zanahorias medianas, cortadas en trozos

2 tazas de germinados de alfalfa
1 taza de judías mungo germinadas
1 taza de hojas de alforfón
agua

Licúe a velocidad lenta las zanahorias, la alfalfa, las hojas de alforjón y las judías mungo hasta que obtenga consistencia uniforme. Sirva de inmediato.

Bebida vegetal
Ingredientes para 4 personas
2 tazas de germinados de alfalfa
2 tazas de hojas de alforfón
2 tazas de hojas de girasol
$^1/_2$ taza de judías mungo germinadas
1 zanahoria mediana cortada en trozos
1 apio
$^1/_2$ pepino
4 ramas de perejil

Eche todos los ingredientes en un exprimidor eléctrico a velocidad mínima. Sirva a continuación.

Zumo de piña y alfalfa
Ingredientes para 2 personas
$^1/_2$ piña
$1^1/_2$ tazas de germinados de alfalfa
1 ramita de menta (opcional)

Pele la piña y lícuela a máxima velocidad. Bata con el resto de ingredientes a velocidad máxima durante un minuto. Sirva frío.

Sorbete de naranja con germinados de alholva

Ingredientes para 4 personas

6 naranjas pequeñas, exprimidas
2 naranjas, peladas y trituradas
2 melocotones, pelados y triturados
1 cucharadita de miel
1 pizca de canela
jengibre recién raspado, al gusto
2 cucharadas de germinados de alholva

Mezcle los ingredientes en una fuente de vidrio o cristal y guárdela enseguida en el congelador. Mantenga el sorbete en el congelador durante una hora y media, removiéndolo cada cuarto de hora. Si presenta una consistencia demasiado dura, es conveniente remover unos instantes una vez se haya descongelado. Sirva inmediatamente.

Es una bebida muy refrescante ya que los germinados, de sabor fuerte (picante y amargo a la vez) se habrán convertido en granizo tras la congelación. ¡Se deshacen en la boca!

La cocina con germinados resulta de una variedad asombrosa. Un sorbete –como postre o como un plato más– es un cambio refrescante para el paladar, sobre todo durante el verano. Además, los sorbetes son muy fáciles de hacer y siempre salen bien.

Pueden prepararse con una base de puré, bien sea de fruta, de verdura o incluso de nueces. Una corona de hierbas tiernas realzará su presentación.

Las propiedades de las enzimas no se alteran por la congelación. Parece que los germinados no soportan el calor, pero sí el frío...

Entremeses y segundos platos

Pan de trigo con garbanzos
Ingredientes para 4 personas
2 tazas de garbanzos germinados (de dos días)
2 tazas de trigo germinado (de un día)
1 cucharadita de comino
1 cucharadita de salsa de soja (tamari)

Muela los garbanzos y el trigo germinados hasta obtener una pasta. Añada el comino y el tamari y mezcle bien. Dele forma de rebanadas planas. Hornee a baja temperatura (40º C) hasta que esté dorado.

Base de pizza
Ingredientes para 4 personas
4 tazas de trigo germinado
$^1/_2$ pimiento rojo grande
$^1/_2$ tomate cortado en rodajas
$^1/_2$ cebolla cortada en rodajas finas
$^1/_2$ de taza de aceitunas negras en rodajas finas
2 dientes de ajo molidos
$^1/_2$ cucharadita de especias variadas

Muela el trigo con un molinillo. Aplane la pasta resultante dejándola con 1 cm de grosor y coloque sobre una bandeja para hornear. Introduzca la bandeja en el horno a una temperatura mínima (40º C) hasta que esté casi dorada. Retire del horno; coloque encima el resto de los ingredientes y vuelva a introducir la bandeja en el horno hasta que la base y los ingredientes estén cocidos.

Pasta de calabaza con sésamo

Ingredientes para 4 personas
200 g de semillas o germinados de calabaza
100 g de semillas o germinados de sésamo
2 zanahorias pequeñas, ralladas
$1/2$ limón recién exprimido
1 cucharadita de miel
1 pizca de algas kombu
1 pizca de jengibre recién raspado
salsa de soja (tamari) al gusto
un poco de agua, si hiciera falta

Triture primero el sésamo y luego las semillas de calabaza; todos los ingredientes se mezclan bien en una fuente pequeña hasta conseguir una pasta, que puede servirse enseguida. Resulta muy sabrosa con arroz blanco, al que puede añadir un buen puñado de alfalfa germinada.

Al igual que la soja amarilla, el azuki (o soja roja) es de moderado sabor, por lo que podemos añadirle prácticamente la cantidad que queramos. Los germinados de azuki mezclados con las ensaladas estimulan el apetito.

Germinados de azuki aliñados

Ingredientes para 4 personas
200 g de germinados de azuki (soja roja)
100 g de lentejas germinadas
100 g de judías mungo germinada
2 zanahorias, cortadas en tiras largas
2 cebollas tiernas pequeñas, cortadas en rodajas
2 cucharadas de sésamo germinado

Aliño al estilo anglosajón
3 cucharadas de aceite de sésamo
1 cucharada de vinagre
1 cucharada de salsa de soja (tamari)
1 cucharadita de miel
1 cucharadita de jengibre raspado
$1/2$ vasito de jerez opcional

Mezcle en una fuente todas las verduras, excepto el sésamo. Mezcle a continuación los ingredientes del aliño y póngalos al fuego unos instantes; y seguidamente rocíe sobre la ensalada. Se guarda en un lugar fresco, para que tome el gusto de la salsa. Antes de servirla esparza por encima el sésamo germinado.

Germinados y verduras marinados
Ingredientes para 2 personas
1 taza de judías mungo germinadas
$1/2$ taza de judías azuki
$1/2$ pimiento rojo, en rodajas
4 ramas medianas, de col china cortadas
$1/2$ ramita de apio, cortada en palitos
2 dientes de ajo molidos
$1/4$ de taza de cebolletas, cortadas
$1/4$ de taza de salsa de soja (tamari)
3 cucharadas de zumo de limón
agua de manantial o filtrada

Sumerja los germinados y las verduras de dos a cuatro horas en una mezcla de tamari, zumo de limón y un poco de agua. Remueva de vez en cuando. Sirva sobre una hoja de lechuga y cubra con dados de aguacate.

Manteca de garbanzos
Ingredientes para 4 personas
2 tazas de garbanzos germinados (de dos días)
$^1/_2$ taza de sésamo germinado (de un día)
1 diente de ajo, molido
$^1/_4$ de rama de apio
$1^1/_2$ tazas de agua
2 cucharadas de zumo de limón
2 cucharadas de salsa de soja (tamari)

Muela, bata o ponga en el procesador de alimentos los germinados de garbanzos y de sésamo hasta obtener una pasta uniforme. Añada el resto de los ingredientes y mezcle.

Croquetas de lentejas
Ingredientes para 4 personas
3 tazas de lentejas germinadas (de tres días)
1 zanahoria grande, rayada
1 apio, desmenuzado
$1^1/_2$ tazas de queso de semillas
$^1/_4$ de cucharadita de comino

Muela los germinados de lentejas; retire y mezcle con las hortalizas y el queso de semillas. Mezcle con las especias y dé forma de croquetas a la mezcla. Sírvalas con lechuga y tomate.

Lentejas germinadas sobre rodajas de manzana
Ingredientes para 4 personas
200 g de lentejas germinadas
1 cucharada de alholva germinada
$^1/_2$ apio, rallado muy fino

2 manzanas, partidas en dos, sin pepitas
$1/2$ limón, exprimido, para rociar las rodajas de manzana
100 g de berro

Mezcle los germinados con el apio y disponga las rodajas de manzana rociadas con el limón sobre cuatro platos. Deposite la ensalada sobre las rodajas de manzana y decore con el berro. Se puede aliñar con una salsa a base de yogur, una cucharadita de menta fresca picada fina y una pizca de sal. Para variar, puede poner la ensalada sobre rodajas de patata cocida.

Guacamole picante
Ingredientes para 4 personas
3 aguacates medianos
$1/4$ de taza de germinados de rábano
2 cucharadas de zumo de limón
1 diente de ajo, molido

Machaque los aguacates presionando con un tenedor y mezcle con los otros ingredientes. Sirva con su ensalada favorita.

Paté de germinados
Ingredientes para 4 personas
1 taza de pasta de almendras germinadas
$1/2$ taza de germinados de judía mungo
$1/2$ taza de germinados de alfalfa
$1/2$ taza de germinados de col
$1/4$ de pimiento rojo, troceado
$1/4$ de rama de apio, troceada
1 cucharada de salsa de soja (tamari)
agua

Mezcle los ingredientes con suficiente agua como para obtener un paté que pueda untarse en una rebanada. Sirva con lechuga y hortalizas troceadas.

Pimientos rellenos

Ingredientes para 4 personas
1 taza de germinados de alfalfa
1 taza de lentejas germinadas
$1/2$ aguacate mediano, machacado
1 cucharadita de salsa de soja (tamari)
4 pimientos rojos o verdes vaciados

Mezcle los germinados, el tamari y el zumo de limón. Añada el relleno a los pimientos y sirva sobre germinados de alfalfa.

Queso básico de semillas

Ingredientes para 4 personas
$1 1/2$ taza de germinados de girasol (de un día)
$1/2$ taza de germinados de sésamo (un día)
1 taza de *rejuvelac* o miso.

Mezcle los germinados con rejuvelac *hasta obtener una pasta gruesa. Vierta la mezcla en una jarra, cubra con un paño y deje reposar de ocho a doce horas (cuanto más se deja, más fuerte es su sabor). Si no tiene* rejuvelac, *lo puede sustituir por una cucharada de miso en una taza de agua. Así, la fermentación se alargará de doce a 18 horas. Después de transcurrido este tiempo, ponga una cucharilla atravesando el queso para eliminar el líquido que se acumula en el fondo del recipiente.*
También puede probar a hacer queso con almendras germinadas. Son muy sabrosas las combinaciones de almendras germi-

nadas, brotes de girasol y brotes de sésamo. Guarde el queso sobrante en la nevera, donde se mantiene unos cinco días.

Postres

Plátano con trigo germinado crujiente
Ingredientes para 4 personas
3 tazas de trigo germinado (de un día)
$2^1/_2$ tazas de *rejuvelac*
agua de manantial o filtrada
1 plátano grande
1 cucharadita de canela

Bata el grano germinado con el líquido hasta obtener una pasta suave; añada el plátano y la canela. Vierta en una bandeja fina y untada con aceite. Hornee a 40° C hasta que esté dorado. Como alternativa, pruebe a hacer trigo crujiente, en lugar de plátano, con media taza de pasas que hayan estado en remojo.

Pastel de crema de plátano
Ingredientes para 4 personas
Para la base
$1/_2$ taza de germinados de almendra
$1/_2$ taza de germen de trigo
1 plátano
1 cucharada de miel
1 cucharada de aceite de oliva

Para el relleno
4 plátanos

1 aguacate maduro deshuesado
2 cucharadas de zumo de piña
$1/2$ cucharadita de vainilla

Para la cubierta
$1/2$ taza de piñones (previo remojo durante seis horas)
$1/2$ taza de agua
1 cucharada de jarabe de arce

Para hacer la base, muela las almendras y mezcle con los otros ingredientes. Ponga aceite en un recipiente para pasteles y cúbralo con la base.
Machaque todos ingredientes para el relleno con un tenedor y colóquelos en el interior de la base. A continuación, bata los piñones, el agua y el jarabe para hacer la cubierta. Después, échela sobre el pastel. Espolvoree el coco rayado sobre la cubierta y sirva en frío.

Helado de plátano y frutos secos
Ingredientes para 4 personas
4 plátanos
$1/2$ taza de piñones (previo remojo durante seis horas)
1 cucharada de jarabe de arce
$1/4$ de cucharadita de vainilla

Pele los plátanos, póngalos en una bolsa de plástico y déjelos congelar durante toda la noche. Mantenga los plátanos congelados durante dos semanas.
Pase las nueces y los plátanos por una batidora hasta que obtenga una pasta uniforme. Se recomienda una textura similar a la del helado suave. Mezcle con vainilla y jarabe de arce. Este

helado de frutos secos se puede servir de inmediato o volver a congelar durante varios minutos antes de servir.

Dulce de trigo germinado

Ingredientes para 4 personas
1 taza de trigo germinado (de dos días)
$1/4$ taza de almendras germinadas
12 dátiles deshuesados
$3/4$ de taza de coco rayado
$1/4$ de taza de semillas de sésamo batidas
1 cucharada de zumo de naranja
1 cucharadita de cáscara rayada de limón

Bata los germinados, los dátiles y el coco en un exprimidor a velocidad mínima. Para ello puede utilizar un molinillo para frutos secos o un procesador de alimentos. Mezcle con el resto de los ingredientes. Moldee el dulce de trigo germinado al gusto y sirva en frío.

Pan de trigo con garbanzos

Ingredientes para 4 personas
2 tazas de garbanzos germinados (de dos días)
2 tazas de trigo germinado (de un día)
1 cucharadita de comino
1 cucharadita de salsa de soja (tamari)
Muela los garbanzos y el trigo germinados hasta obtener una pasta. Mezcle en ella el comino y el tamari. Dele forma de rebanadas planas. Coloque en el horno a baja temperatura (40° C) hasta que esté dorado.

Apéndice

Glosario

Términos culinarios equivalentes en América Latina y en España

Abatí	guate, maíz, mijo
Aceituna	oliva
Adobo	aliño, condimento
Agua aromática	infusión
Aguacate	panudo, palta, sute
Ají	pimiento
Ajo morado	cebollín, chalote, escalonia
Ajo puerro	porro, puerro
Albaricoque	chabacano, damasco, prisco
Alcohela	endivia, escarola
Alforjón	trigo sarraceno
Aliño	adobo, condimento
Almendra garrapiñada	praliné
Almorzar	comer (al mediodía)
Altamisa	anastasia, artemisa, hierba de san Juan
Alubia	judía blanca, habichuela, poroto
Amiésgado	fraga, fresa, frutilla, metra
Ananá	piña
Anastasia	altamisa, artemisa, hierba de san Juan
Arveja	chícharo, guisante
Artemisa	altamisa, anastasia, hierba de san Juan
Azafrán de las Indias	camotillo, cúrcuma, yuquillo
Azuki	soja roja
Balsamita	berro, mastuerzo

117

Banana	banano, plátano
Banano	banana, plátano
Berro	balsamita, mastuerzo
Betabel	beterraga, remolacha
Beterraga	betabel, remolacha
Bocadillo	emparedado, sandwich
Brecolera	brócul, coliflor
Breva	higo, tuna
Brócul	brecolera, coliflor
Calabaza	zapallo
Camotillo	azafrán de las Indias, cúrcuma, yuquillo
Cazo	olla pequeña
Cebollas de verdeo	cebollinos
Cebollinos	cebollas de verdeo
Cebollín	escalonia, chalote, ajo morado
Cenar en la noche	comer
Cereza	guinda, picota
Cohombro	pepino
Cojatillo	jengibre
Col	repollo
Col fermentada	chucrut
Coliflor	brecolera, brócul
Condimento	adobo, aliño
Comer	cenar (en la noche)
Comer (al mediodía)	almorzar
Chabacano	albaricoque, damasco, prisco
Champiñones	setas
Chícharo	arveja, guisante
Chucrut	col fermentada
Chuchoca	polenta, sémola de maíz
Ciruelas pasas	ciruelas secas
Ciruelas secas	ciruelas pasas
Clavo de especias	clavo de olor
Coyocho	naba, nabo
Chalote	escalonia, cebollín, ajo morado
Damasco	albaricoque, chabacano, prisco
Durazno	melocotón
Emparedado	bocadillo, sandwich
Escalonia	cebollín, chalote, ajo morado
Finojos	finoquios, hinojos

Finoquios	finojos, hinojos
Fraga	amiésgado, fresa, frutilla, metra
Fresa	amiésgado, fraga, frutilla, metra
Frutilla	amiésgado, fraga, fresa, metra
Garbanzo	teniente
Girasol	mirasol
Granola	muesli
Guate	abatí, maíz, mijo
Guisante	arveja, chícharo
Habichuela	alubia, judía blanca, poroto
Harina sin refinar	sémola
Hierbabuena	menta, yerbabuena
Hierba de san Juan	altamisa, anastasia, artemisa
Higo	breva, tuna
Hinojo	finojos, finoquios
Hojas de raicillas tiernas de nabo	nabiza
Infusión	agua aromática
Jengibre	cojatillo
Jerez	vino de la región española del mismo nombre
Jitomate	tomate
Judía azuki	judía blanca
Judía blanca	alubia, habichuela, poroto
Judía mungo	soja verde
Judía roja	judía azuki
Jugo	zumo
Kéfir	leche fermentada
Kelp	variedad de alga
Lanteja	lenteja
Leche fermentada	kéfir
Lechuga arrepollada	lechuga redonda
Lechuga redonda	lechuga arrepollada
Lenteja	lanteja
Mastuerzo	berro, balsamita
Maíz	abatí, guate, mijo
Melocotón	durazno
Menta	hierbabuena, yerbabuena
Metra	amiésgado, fraga, fresa, frutilla
Mijo	abatí, guate, maíz

Mirasol	girasol
Mucílago	sustancia viscosa presente en algunos vegetales
Muesli	granola
Naba	nabo, coyocho
Nabo	naba, coyocho
Oliva	aceituna
Pamplemusa	pomelo, toronja
Pan integral	pan negro
Pan negro	pan integral
Panudo	aguacate, palta, sute
Palta	aguacate, panudo, sute
Papa	patata
Patata	papa
Pepino	cohombro
Pimiento	ají
Pimiento-ají, chile-picante	guindilla, ñora
Piña	ananá
Plátano	banana, banano
Pocillo de café	taza de café
Polenta	chuchoca, sémola de maíz
Pomelo	pamplemusa, toronja
Poro	ajo puerro, porro, pucrro
Poroto	alubia, judía blanca, habichuela
Porro	ajo puerro, puerro, porro
Praliné	almendra garrapiñada
Prisco	albaricoque, chabacano, damasco
Puerro	ajo puerro, porro, poro
Queso de Burgos	queso fresco
Queso fresco	queso de Burgos –y otros–
Rabanito	rábano
Rábano	rabanito
Remolacha	betabel, beterraga
Repollo	col
Salsa de soja	tamari
Sandwich	bocadillo, emparedado
Sémola de maíz	chuchoca, polenta
Setas	champiñones
Soja	soya
Soja roja	azuki
Soja verde	judía mungo

Soya	soja
Sute	aguacate, palta, panudo
Tamari	salsa de soja
Tartas	tortas
Taza de café	pocillo de café
Teniente	garbanzo
Tomate	jitomate
Toronja	pamplemusa, pomelo
Torta	tarta
Trigo sarraceno	alforjón
Tuna	breva, higo
Uvas pasas	pasas, pasas de uva
Yerbabuena	hierbabuena, menta
Zapallo	calabaza
Zumo	jugo

Tiendas naturistas

Argentina
* *Dietética Amanecer* • Ciudad de Esperanza 662-2300 • Rafaela (Santa Fe) • Tel.: 287 44

Chile
* *Return to Eden* • Av. España 72 • Santiago • Tel.: 698 85 58

Colombia
* *Alcaparros* • Calle 38 No. 28-82, 2º piso • Bogotá
* *Almacén Cielo* • Calle 3 No. 10-35 • Santander de Quilichao • Tel.: 29 22 35 • Fax: 29 22 03
* *Almacén Supertodo* • Av. 20 de Julio No. 3-41 • San Andrés • Tel.: 263 66
* *Champiñón 147* • Calle 147 No. 23-19 • Bogotá • Tel.: 258 87 25
* *Champiñón Centro* • Carrera 8 No. 16-36 • Bogotá
* *Cuerpo y vida* • Carrera 41 No. 57B-19 Pablo VI, II Etapa • Bogotá • Tel.: 221 88 18
* *El árbol de la vida* • Carrera 28 No. 43-14 • Bogotá • Tels.: 244 44 38, 244 13 21, 244 27 50
* *El Girasol* • Calle 39 No. 33-32 • Villavicencio • Tel.: 62 55 94
* *El huerto* • Carrera 52 No. 70-239 • Barranquilla • Tels.:

45 78 47, 48 32 24 • Fax: 56 63 11
- *El integral* • Carrera 11 x Calle 95 Esquina • Bogotá • Tel.: 256 09 99, 218 51 16
- *El trigal* • Carrera 12 No. 4-58 • Buga • Tels.: 27 71 67
- *En forma* • Carrera 11 No. 90-23 • Bogotá • Tel.: 218 64 26
- *Fuente de Vida* • Calle 67 No. 11-35 • Bogotá • Tel.: 235 00 43
- *Govindas* • Carrera 20 No. 34-55 • Bucaramanga • Tel.: 630 51 54 • Fax: 636 41 38
- *Integral Ltda.* • Av. de las Américas No. 20-46 • Cali • Tel.: 661 20 01 • Fax: 667 98 49
- *La gran vida* • Transversal 75 No. 84-28, Local 02 • Bogotá • Tel.: 224 87 48
- *Lasmick* • Av. Jiménez No. 5-32 • Bogotá • Tel.: 282 29 16
- *Los Girasoles* • Calle 22 No. 17-12 • Sincelejo
- *Los Nogales* • Calle 21 No. 15-04, La Pajuela • Sincelejo • Tel.: 82 28 65
- *Lucía Barrera* • Calle 50 No. 77B-150, Ap. 101 • Medellín • Tels.: 421 32 43, 421 35 33
- *Luz violeta* • Carrera 27 No. 32-25 • Bogotá • Tel.: 370 16 26
- *Manimez* • Carrera 21 No. 20-18 • Manizales • Tel.: 83 02 99
- *Menta y Canela* • Calle 79 No. 52-35 • Barranquilla • Tel.: 45 12 56
- *Moli* • Calle 54 No. 47-105, Local 132 • Medellín • Tel.: 231 56 75 • Fax: 411 23 47
- *Natural: Centro de Alimentos Dietéticos Ltda.* • Carrera 48 No. 76-12 • Barranquilla • Tel.: 45 66 43
- *Natusalud* • Calle 162 No.16-72 • Bogotá • Tel.: 672 13 96
- *Nutrivida* • Carrera 9 No. 20-50 • Pereira • Tel.: 335 01 87
- *Nutrivigor* • Calle Cauca No. 23-06 • Sincelejo • Tel.: 82 32 00
- *Salud vibrante* • Av. Caracas x Calle 48 • Bogotá • Tels.: 245 74 31, 245 88 76
- *Sol Radiante* • Carrera 17 No. 18-03 • Sincelejo
- *Tienda Naturista* • Carrera 27 No. 61-36 • Bogotá • Tel.: 347 22 27
- *Tienda Naturista* • Carrera 17 No. 58-127 • Bucaramanga • Tel.: 44 46 70
- *Tienda Naturista* • Carrera 35 No. 42-12 Of. 703 • Bucaramanga • Tel.: 35 19 19
- *Tienda Naturista* • Carrera 9 No. 7-49 • Chaparral • Tel.: 46 25 39
- *Tienda Naturista* • Urbanización Cañaveral, Manzana A3, Casa 12, I Etapa • Ibagué • Tel.: 67 84 21

Costa Rica
- *La Mazorca* • A 150 metros al este del municipio de San Pedro Montes de Oca • San José • Tel.: 224 80 69 • Fax: 234 85 16

El Salvador
- *El Tao* • Col. Layco Pje. Palomo No.10-26 entre 27 C. Pte. y 17 Av. Norte • San Salvador • Tel.: 225 24 81
- *Korady* • A la vuelta de Siman Centro • San Salvador • Tel.: 221 25 45
- *Kalpataru S. A. de C. V.* • San Salvador • Tel.: 263 12 05
- *Kalpataru* • Av. Masferrer 127, Colonia Escalón • San Salvador • Tels.: 279 23 06, 279 27 56 • Fax: 225 32 24
- *Nutri Shop* • Bulevar El Hipódromo, Pasaje Privado No. 2, Colonia San Benito • San Salvador • Tel.: 223 07 81 • Fax: 223 38 90

España
Crecen de forma constante las empresas de dietética que venden alimentos y productos frescos de cultivo biológico. Ante la imposibilidad de establecer una relación de todas ellas, facilitamos los datos de los distribuidores especializados. Ellos le indicarán el establecimiento más cercano a su domicilio.

- *Vegetalia* • Germinados frescos • Barcelona • Tel.: 93 866 61 61
- *Central de Productos Biológicos* (*CPB*) Germinadores y semillas de calidad • Barcelona • Tel.: 93 843 65 17

México
- *Bernini: Productos para la Salud* • Av. Vallarta No.1881, Suite 1402 • Jalisco • Tels.: 616 08 58, 616 08 58 • Correo electrónico: BHPinc@excite.com
- *Bisa de CV* • Bulevar H del 5 de Mayo No. 3510, Local 18A, Colonia Anzurez • Puebla CP 72530 • Tels.: 40 55 45, 40 07 21 • Fax 40 55 45
- *Fondo de Salud y Agricultura AC* • Zaragoza 339 Norte • Monterrey
- *Natura* • 670 Gpe. Victoria • Satillo (cerca de Purcell) • Tel.: 12 43 63
- *Super Soja* • Tacuba No. 40, al lado del metro Allende • México D. F.

Nicaragua
- *Productos Integrales Naturaleza* • Portón Hospital Bautista 2C. Abajo, 1 c. al lago, c. abajo • 5639 Managua • Tel.: 222 69 44
- *Aloe Vera* • Av. Principal de Altamira de Lozelsa, 4, $^1/_2$ c. al lago • Managua

Perú
- *Laboratorios Induquímica* • Santa Lucila Mz S, 1, Lt 4, Urbanización Villa Marina, Chorrillos • Lima • Tels.: 254 84 51, 254 84 52 • Fax: 254 84 53 • Correo electrónico:induquim+@amauta.rcp.net.pe

Organizaciones naturistas

Argentina
- *Asociación Amigos de la Vida* • J. P. López 235 • 2300 Rafaela (Santa Fe) • Tel.: 260 30 • Fax: 337 37
- *Escuela de la Nueva Cultura* • Iturraspe 3464 - 3000 Santa Fe • Tel.: 90 41 51
- *Naturaleza* • Moreno 2550 • Mar de la Plata • Tel.: 233 32 71
- *San Nicolás* • Paraná 754, Planta 10 • 1017 Buenos Aires • Tel.: 814 34 09 • Fax: 814 39 31

Chile
- *Club Social Naturista* • San Antonio 553, Departamento 113, Piso 11 • Santiago • Tel.: 638 41 25 • Fax: 6384125

Colombia
- *Centro Naturista Viva Mejor* • Calle 2 No. 7-27, La Virgen • Buenaventura • Tel.: 348 76
- *Edgar Hernández Mejía* • Calle 27 No. 12 E-92, Urbanización La Terraza • Sincelejo
- *El Árbol de la Vida* • Carrera 21 No. 39-20 • Bogotá • Tels.: 288 24 03, 232 68 29
- *Salud Vibrante* • Av. Caracas No. 48-12 • Bogotá • Tel.: 2457431

Costa Rica
- *Fundación Cetebedi* • Apartado 413 • Alajuela • Tel.: 441 51 11 • Fax: 442 19 97
- *La Mazorca* • A 150 metros al Este del municipio de San Pedro

Montes de Oca • San José • Tel.: 224 80 69 • Fax: 234 85 16
- *Productos Vegetarianos Vishnu* • Apartado Postal 1608 • 1000 - San José • Tel.: 223 46 83 • Fax: 222 56 41

España

Hasta el día de hoy no existen organizaciones relacionadas con los germinados, tanto de consumidores como de terapeutas. De todas formas, os ofrecemos los datos de un auténtico pionero y entusiasta en la promoción y divulgación de los mismos, y del centro en donde puede encontrar a la autora de este libro.

- *Santi Vilalta* • Mas Montserrat • 08183 Castellcir • Tel.: 93 715 11 99
- *Madre Tierra* • Calle Teodora Lamadrid, 46 • 08022 Barcelona

México

- *Alternative World* • Patricio Sanz 1116 204, Colonia del Valle •México D. F. • Tel.: 559 52 40 • Fax: 398 83 47
- *Alinsa* • Carrera Nacional, Kilómetro 206 • Montemorelos • Tel.: 322 92 • Fax: 320 42
- *Palacasa* • Carrera Nacional, Kilómetro 206 • Montemorelos • Tel.: 354 52 • Fax: 820 42
- *La Gran Fraternidad* • 255 N. Espinosa (al lado de Zaragoza) • Monterrey
- *La Gran Fraternidad* • Washington 1442 Pte. (al lado de Corona) • Satillo • Tel.: 340 20 24

Perú

- *Gold of the Inkas* • Camino Real 111, 4ª planta • Lima 27

Bibliografía

Braunstein, Mark M., *The Sprout Garden*, Book Publishing Company, 1993.

Doctor Soleil (colectivo), *Apprendre à faire gernier des graines et a cultiver de jeunes pousses*, Editions Soleil, Ginebra, 1983.

_____, *Los germinados gran fuente de vitamina C*, Barcelona.

Gelineau, Claude, *Los germinados en la alimentación*, Integral, Barcelona, 1997.

Guiradó, Xavier, «Un buen alimento: las semillas germinadas», *Integral* 8, Barcelona, diciembre 1979.

Jensen, Bernard, *El libro de los germinados*.

_____, *Semillas y germinados*, Ed. Yug, México.

Labbe, Max, *Ces étonnantes graines germées*, Edición del autor, París, 1981.

Vilalta, Santi, «Los germinados una fuente de salud», *Vital*, Barcelona, mayo 1998.

Varios, *Enciclopedia Naturama: la salud para la nutrición*.

Vives, Vincens, *Ciencias Naturales*, Ecos Editorial.

Wigmore, Ann, *The Sprouting Book*, Avery Publishing, New Jersey, 1986.